힘든 하루였으니까, 이완 연습

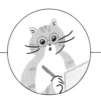

힘든 하루였으니까, 이완 연습

파김치 직장인 귀하   지은이 박유미 그린이 조재희

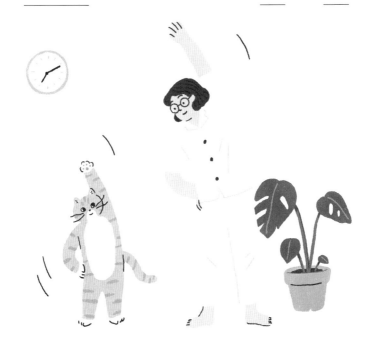

"저는 작은 일에도 잘 긴장해요."

"내일 할 일 걱정하느라 밤에 잠이 잘 안 와요."

"신경 쓸 게 많아서 항상 머리가 지끈거려요."

"편안한 상태가 뭔지 잘 모르겠어요."

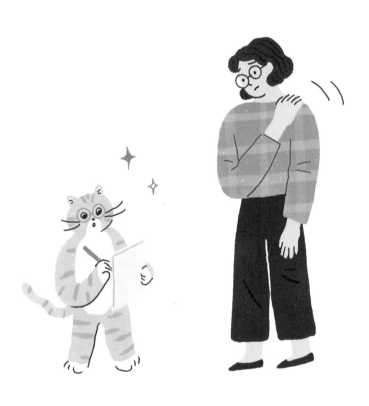

혹시 이 책을 보고 있는 당신의 모습인가요?

아침이면 눈꺼풀도 마음도 무겁고

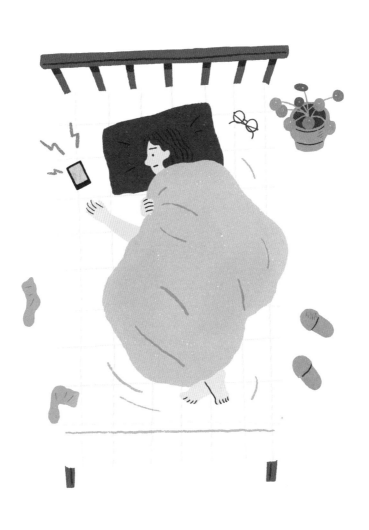

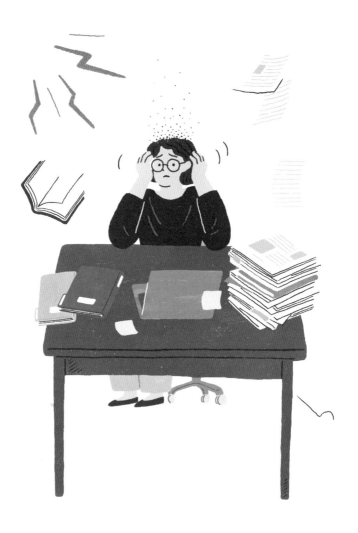

회사에선 발표에 보고서에 야근에…
일과 사람에 치여 내가 없어지는 것 같고

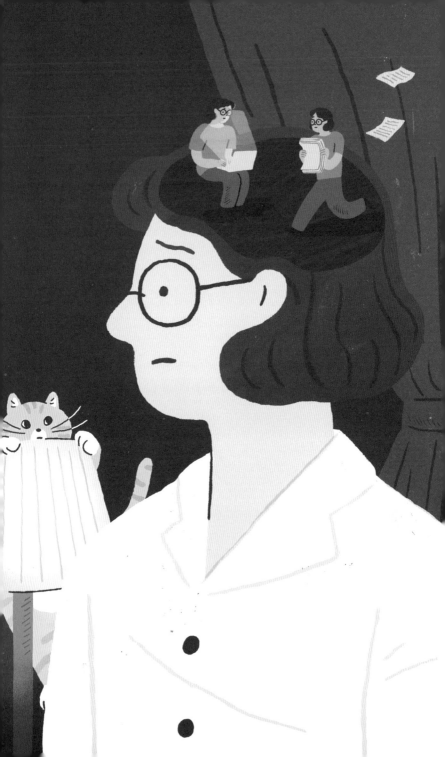

퇴근하고도 일 생각에 잠 못 드는 밤이 길어지나요?

이 중 하나라도 '내 얘기다!' 싶다면,

혹은 '전부 내 얘기야!' 싶다면

어서 오세요, 이완된 일상으로!

PROLOGUE

어서 오세요. 저는 '마인드플로우'라는 교육센터를 운영하고 있는 예술 심리상담가 박유미입니다. 예술, 특히 움직임으로 마음을 치유하는 동작치유사로 치료가 필요한 정신과 환자부터 자기 돌봄이 필요한 일반인, 건강관리에 관심 있는 직장인까지 다양한 분들을 10년 이상 만나고 있어요.

고여 있지 않고 늘 깨어 있고 싶어서 직접 지은 '흐름'이라는 별명으로 불리는 것도 좋아해요. 마인드플로우라는 회사 이름도 마음(Mind)에 흐름(Flow)이라는 저의 정체성과 움직임(Flow)이라는 역동성을 더해 만든 거랍니다.

심리학을 전공하고 졸업 후 공연기획사와 신문사에서 인턴을 하다가 IT 기업 신입사원으로 입사했어요. 회사 생활에 고민이 많던 3년 차 어느 날, 더 나이 들면 공부하려고 아껴두었던 '심리상담'과 취미로 즐기던 '무용'이 어우러진 '무용동작치료'를 알게 되었어요. 홀린 듯 관련 대학원 준비를 하고 운 좋게 합격했죠. 덕분에 4년을 꽉 채워 다니던 회사를 망설임 없이 퇴사했습니다. 가족도 친구도 모두 놀라며 말렸지만, 제 마음은 이미 단단했어요. 회사도 좋고 동료들도 좋았지만, 그 속의 저는 제가 보기에 좀 별로였거든요. 하루 종일 매출 통계만 들여다보기보다 사람을 더 가까이 만나고 싶었고, 내가 더 잘하는 일, 보람 있는 일, 그리고 무엇보다 나이 들수록 빛날 수 있는 일을 하고 싶었어요. 그래서 퇴사 전 마지막으로 받은 인센티브를 대학원 학비에 모조리 털어 넣고도 전혀 아깝지 않았어요.

대학원 첫해부터 지금까지 10여 년 동안 심리학과 몸을 연결 짓는 작업에 매료되어 있는데요. 생각해보면 어렸을 때부터 무용은 저와 잘 어울리지 않는 듯하면서도 늘 함께하는 것이었어요. 초등학생 때는 학예회 발레단을 뽑는다는 선생님 말씀에 손도 못 들어놓고, 집에 와서는 너무 하고 싶다고 울며불며 가족을 괴롭혔지요. 대학 때도 크게 눈에 띄는 일은 없었지만 재즈댄스 학원은 성실하게 다녔고요. 회사에서도 평소에는 조용하다가 체육대회나 연말 행사 때마다 무대에서 춤추는 저를 선후배, 동기들이 신기하게 생각했다죠.

말이나 글로 나를 표현하는 것에 서툴렀던 제게 움직임은 가장 속 시원한 언어였어요. 음악과 함께 무용을 하다 보면 마구 뒤엉켜 있던 마음의 실타래가 스르르 풀리는 것 같았어요. 슬픈 노래에 맞춰 몸을 움직이면 온몸이 눈물을 흘리는 것 같았고, 그렇게 춤추고 나면 우울하던 마음도 한결 가벼워졌지요. 빠르고 격정적인 음악에 맞춰 춤을 출 때는 정신이 번쩍 들고 어떤 잡생각도 할 틈이 없어서 좋았어요. 사랑스러운 음악에는 정말 사랑에 빠진 사람처럼 몸도 마음도 살랑살랑 리듬을 탔지요.

움직임으로 마음을 표현하는 것에 매료된 게 시작이었다면 지금은 움직임으로 마음을 돌보는 것에도 푹 빠져 있어요. 우울할 땐 무겁고 시린 마음의 흐름대로 몸을 내버려둬요. 너무 애쓰지 말고요. 그러고는 살살 나를 달래며 조금씩 일으켜 세우고 천천히 걷기도 하다가, 어떤 날은 가벼운 근력 운동 같은 것으로 강도를 높여가요. 그러다 보면 조금씩 생동감과 활력이 일상에 찾아든답니다. 화가 날 땐 뜨겁게 날뛰는 마음의 흐름대로 몸을 써요. 평소보다 강도 높은 운동을 하거나 안 하던 달리기에도 도전해봐요. 몸을 움직여 마음의 김을 좀 빼주면 평정심을 찾기가 훨씬 쉽거든요. 긴장하고 경직되어 있을 땐 부드럽고 느린 움직임을, 마음이 똬리를 튼 것처럼 꽁해 있을 땐 몸을 시원하게 활짝 여는 움직임을 스스로에게, 그리고 제가 만나는 분들에게 제안해요. 그렇게 마음에 맞추어 몸을 쓰다 보면 점점 마음도 좋은 쪽으로 움직이고 일상이 회복되더라고요.

이 책은 몸과 마음을 통한 일상의 회복, 그중에서도 '이완'에 대한 이야기입니다. 몸도 마음도 잔뜩 긴장하고 늘 굳어 있는 분들, 이완이 낯설고 생소한 분들, 몸을 쓰는 게 재미있기는커녕 어렵기만 한 분들께 "이런 건 어때요? 어렵지 않죠?" 말을 걸어볼게요. 그 마음이 어떤 건지, 그 몸이 어떤 상태인지 너무 잘 알거든요. 저도 아주 오랫동안 그랬으니까요.

이완이 뭔지, 뭐가 좋은지, 어떻게 하면 되는지
제 이야기 한번 들어보실래요?

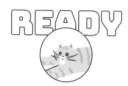

PART 01. 지금 우리에겐 이완이 필요합니다

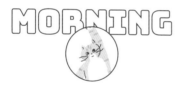

PART 02. 출근 전, 나를 깨우는 이완 연습

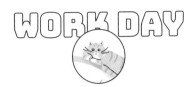

PART 03. 지금 우리에겐 이완이 필요합니다

BREAK TIME 잠시 일어날까요, 조금 움직여볼까요

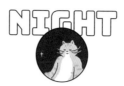

NIGHT

PART 04. 퇴근 후, 나를 쉬게 하는 이완 연습

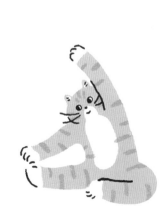

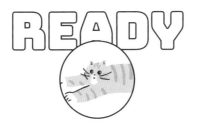

READY

지금 우리에겐 '이완'이 필요합니다

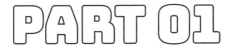

PART 01

이완(弛緩)의 사전적 정의는 다음과 같아요.

1. 바짝 조였던 정신이 풀려 늦추어짐.

2. 굳어서 뻣뻣하게 된 근육 따위가 원래의 상태로 풀어짐.

즉, 몸과 마음이 편안한 상태를 말하지요.

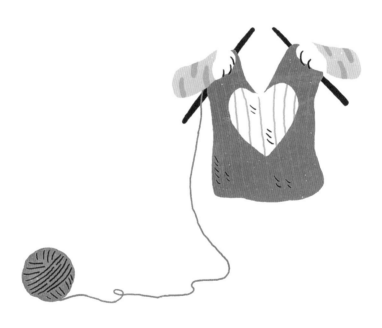

혹시 낯가리고 수줍음 많은 강사, 보신 적 있으세요? 그게 바로 저랍니다. 십 년이 넘었는데도 강의를 시작하기 전엔 항상 긴장해요. 사람들과 함께하는 시간을 좋아하지만, 새로운 분들을 만나기 전에 가슴이 두근거리고 식은땀이 나는 건 막을 수가 없더라고요.

그럴 때마다 우리 집 고양이를 떠올립니다. 저는 열 살 고양이 남매 '모시', '쿠체'[1]와 함께 살고 있는데요. 고양이는 가볍게 사뿐사뿐 걸어서 척추에 긴장이 하나도 없고, 높은 곳을 뛰어올랐다 내려올 때도 꼭 필요한 부위에만 힘을 주기 때문에 나머지는 굉장히 이완되어 있어요. 잘 때는 온몸을 나른하게 늘어뜨리는데, 보고만 있어도 긴장이 사르르 풀린답니다. 그 여유로운 모습이 부러워서 '고양이처럼 말랑말랑하게 살면 참 행복하겠다'는 생각을 자주 했답니다.

몸이 뻣뻣하면 마음도 뻣뻣해요

제가 생각하는 이완은 삶을 살아가는 태도 같은 거예요. '몸과 마음이 경직되고 비뚤어지고 분리된 상태'를 경계하는 것에서부터 시작하지요.

경직된 몸은 마치 육포처럼 딱딱한 몸이에요. 경직된 마음은 슬픔, 분노, 우울, 좌절, 자만, 자아도취 등 감정이 나를 집어삼켜 아무것도 할 수 없는 상태예요.

비뚤어진 몸은 해부학적으로 바르게 정렬되지 않은 상태를 말해요. 다리를 꼬아서 앉거나, 목을 쑥 빼고 컴퓨터나 휴대폰을 들여다보다 보면 점점 자세가 틀어지고 통증이 생겨나요. 비뚤어진 마음은 사고가 한쪽으로 치우칠 때 나타나요. 내가 알고 있는 것이 전부이고 무조건 옳

[1] 아프리카에서 마신 잠비아 맥주 '모시(Mosi)', 말라위 맥주 '쿠체쿠체(Kuche Kuche)'를 따서 지었습니다.

다고 생각하거나, 나와 다른 의견에는 귀를 닫아버리는 것을 말해요. 어떨 땐 몸 따로 마음 따로일 때도 있어요. 마음은 불행한데 행복한 척 웃으며 버티거나, 이미 지쳤는데 나를 다그치며 몸을 혹사할 때처럼요. 몸은 정신보다 열등한 것이니 신경 쓸 필요가 없다고 생각하거나, 반대로 정신은 눈에 보이지도 않으니 몸만 신경 쓰면 된다고 생각하는 것도 몸과 마음이 분리된 거예요.

우리의 몸은 연결되어 있기에 몸의 증상이 마음에 나타나기도 하고, 반대로 마음 때문에 몸이 힘들기도 해요. 몸과 마음을 골고루 풀어주고, 나와 나를 둘러싼 것들을 소중히 대하기 위해 오늘도 이완을 연습합니다.

힘을 제대로 씁시다

느긋해 보이는 고양이도 사냥할 때는 아주 재빠르고 긴장감이 넘쳐요. 집고양이라면 장난감으로 놀아줄 때 그 모습을 볼 수 있는데요. 몸을 바짝 낮춰 사냥감이 어떻게 움직이는지 주시하고, 깜짝 놀라게 빠른 속도로 팔을 움직여 장난감을 낚아채지요. 하루 중 대부분을 잠자는 데 쓰는 것도 이 짧은 사냥 시간을 위해 힘을 비축하는 거라고 하더라고요. 우리의 이완도 마찬가지 아닐까요. 그냥 온몸의 힘을 다 빼고 흐물흐물하게 살자는 게 아니에요. 쓸데없이 힘이 들어간 곳은 힘을 빼고, 힘이 필요한 곳은 제대로 힘쓸 수 있도록 단련하는 것이 이완입니다. 힘을 써야 할 때를 위해 잠시 숨을 고르는 것, 빠르게 달려야 할 때를 위해 잠시 속도를 늦추고, 때로는 완전히 멈출 줄도 아는 게 이완이죠.

내가 나를 돌보고 싶어서

물론, 전문가에게 몸을 맡기고 편히 누워 있기만 해도 이완은 가능해요. 따뜻하고 여유로운 휴양지로 여행을 떠나도 좋겠죠. 그러나 이 책에서 말하는 이완은 조금 더 적극적으로, 일상 속에서 내가 나를 돌보는 방법에 가까워요. 내 몸이 어떤 상태인지 제일 잘 아는 것도 나, 내 마음을 누구보다 잘 알아줄 사람도 나니까요.

이완은 습관

이완은 이 책을 한 번 완독했다고 해서, 이 책처럼 하루를 보냈다고 해서 되지 않아요. 이완된 상태가 언제나 유지되는 건 아니거든요. 바쁜 일상에 치이다 보면 금방 예전으로 돌아가기 쉽죠.

그렇기 때문에 이완의 순간이 모여 하루가 되고, 하루가 쌓여 일상이 되는 것이 중요해요. 매일 꾸준한 연습이 필요하지요. 이완하는 방법은 다양한데요, 이 책에는 호흡, 스트레칭, 마사지, 자세, 상상으로 이완하는 방법을 골고루 담았어요. 몸 쓰는 것이 낯선 분들도 맨몸으로 쉽게 따라 할 수 있는 간단한 이완법들이랍니다.

말하자면 이 책은 '이완된 일상으로의 초대장'입니다.
또, 몸치였던 제가 저와 비슷한 분들을 위해 쓴
이완 초보를 위한 입문서이기도 하고요.
그러니 부담은 바닥에 툭 내려놓고 시작해보세요.

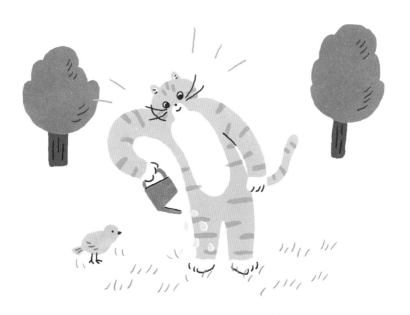

나쁜 자세를 바로잡아줘요

강의를 다니거나 논문을 쓰는 시간 외에는 종일 무용만 하던 어느 날, 굽혀진 허리를 펼 수 없을 정도로 통증이 심해서 엑스레이를 찍었더니 일자 목, 일자 허리[2] 판정을 받았습니다. 척추 측만도 좀 있었고요. 의사 선생님이 하루아침에 이렇게 된 건 아닐 거라고 했어요. 무거운 가방을 메고 다니며 앉아서 공부만 하던 중고등학교 때부터 자세가 굳어진 거라고요. IT 회사에서도 퇴사 후 대학원에서도 종일 앉아만 있었지요. 그런 상태에서 무리하게 무용을 했으니 자세는 더 나빠졌고요. 지금 생각하면 그때 몸이 파업을 한 게 아닐까 싶어요. 그때부터 저는 바른 정렬, 바른 자세에 집착하게 되었습니다.

동작 치유 강의를 시작하면서 "오늘 몸 상태가 어때요?" "어디가 제일 불편하세요?"라고 수강생들께 여쭤보면 목과 허리 통증이 가장 많더라고요. 많은 분들이 저처럼 조금씩 틀어져서 굳어버린 몸으로 생활하고 있는 거겠지요. 통증 없는 바른 자세를 가지려면 굳은 부분은 이완으로 풀어주고 약한 부분은 운동으로 강화해야 해요. 우선은 이완만 잘 해줘도 자세가 한결 좋아진답니다.

안 써서 굳은 근육을 말랑말랑하게 만들어요

저도 몸이 뻣뻣한 편이어서 스트레칭을 제대로 안 하고 잔 날은 다음 날 느낌이 달라요. 오래 앉아서 일했거나 장거리 운전을 한 날, 어떤 이완도 해주지 않고 그대로 자면 다음 날 아침에는 허리를 못 펴고 어기적어기적 걸어 다닐 정도예요. 그래서 자기 전엔 꼭 오늘 어떤 자세로 생

---

[2] 건강한 척추는 완만한 굴곡이 있어요. 목은 'C'처럼 앞으로 볼록, 윗등은 뒤로 볼록, 허리는 다시 'C'처럼 앞으로 볼록한 것이 자연스러운 모양인데요. 자세가 바르지 않으면 점점 척추 모양에도 변형이 생겨요.

활했는지 돌아보고, 거의 움직임이 없었던 부위를 스트레칭이나 마사지로 풀어준답니다. 시간과 정성을 들여 충분히 이완시킨 날은 잠도 잘 오고 다음 날 한결 가뿐해요.

많이 써서 아픈 근육을 부드럽게 풀어줘요

무용을 하던 시기에는 근육통이 훈장처럼 느껴졌어요. '내가 이렇게 운동을 열심히 했구나' 스스로가 대견했고, 동료들과 서로 파스와 근육 테이프[3]를 붙여주며 진한 전우애마저 느꼈지요. 그때는 몸을 쓴 만큼 이완시키는 게 얼마나 중요한지 몰랐어요. 진통제를 먹으면서 근육통을 잊기보다, 어떤 근육을 어떻게 풀어줄지 해부학을 공부하는 게 더 좋았을 텐데 말이에요. 심하게 아프고 나서야 이완에 눈을 떴으니, 수업료가 참 비쌌네요.

이완 연습이 익숙해지면 근육통이 심해지기 전에 미리 풀어줄 수 있어요. 예를 들어 '오늘은 많이 걸었으니 발 마사지를 하고, 다리랑 엉덩이까지 시원하게 풀고 자야지' 하고 셀프 처방을 할 수 있게 되지요.

잠을 잘 잘 수 있어요

입사 첫해에는 마냥 들떠 있었습니다. 회사를 다니는 재미, 새로운 일을 하는 재미, 팀 막내로 예쁨 받는 재미에 일이 힘든 줄도 몰랐죠. 하지만 2년, 3년 연차가 쌓이면서 불면증이 심해졌어요. 다음 날 회사 갈 생각만 하면 마음이 새까매지고, 회사에 있는 내내 조마조마한 날도 잦았어요. 그때는 바빠서 몸을 잘 챙기지 못했고, 가끔 회사 헬스장에서

---

[3] 부상 방지와 치료를 위해 관절, 근육, 인대 같은 곳에 붙이는 테이프예요. 근육통이 있는 곳에 붙이면 테이프가 피부를 살짝 들어올려 혈액과 림프액 순환을 도와줘서 통증을 덜 느낀다고 해요. 김연아 선수의 등에도 많이 붙어 있었죠.

쫓기듯 운동하는 게 전부였어요.

잘 맞지 않는 업무와 사람들 때문에 스트레스가 쌓이기만 하던 직장인 시절, 이완을 알았더라면 잠이라도 더 편하게 잘 수 있었을 텐데, 그때 의 내가 안쓰럽고 그래요.

저처럼 잠들기까지 시간이 오래 걸리는 분이라면 이완과 친해져보세 요. 괜히 짜증이 나고 불안한 것도 잠을 잘 못 자서 그럴 때가 많거든 요. 이완 연습을 해보면 다음 날 몸이 얼마나 개운한지 알게 될 거예요.

내 몸과 친해질 수 있어요

학교 다닐 때 체육은 늘 평균을 깎아 먹는 과목이었어요. 달리기든 매 달리기든 농구든 참 일관되게 못했답니다. 서른이 넘어 본격적으로 무 용을 시작했을 때도 몸치라고 많이 혼났고요. 그러다 보니 평소에 몸 을 관찰하는 습관이 생기더라고요. '이 자세가 맞나?' '아, 이렇게 하면 편하구나!' '몸은 서로 연결되어 있구나!' 점점 더 예민하게 몸을 살피 게 되었습니다. 그렇다고 어려운 요가 동작을 한 번에 척 해내거나 무 거운 아령을 쉽게 들게 된 건 아니지만, 몸을 인지하며 움직이는 재미 도 알게 되었지요.

이완 연습을 꾸준히 하다 보면 내 몸과 가까워질 수 있어요. 그동안 방 치했던 몸에 관심을 주고 더 적극적으로 챙기게 되지요. 내 몸과 친해 지면 나를 더 건강하고 즐겁게 하는 쪽으로 먹고 자고 움직이는 습관이 생긴답니다. 저는 더 빨리, 더 많이, 더 열심히 나를 다그치기만 할 때 보다 몸이 화가 덜 난 것 같아서 요즘 참 좋아요.

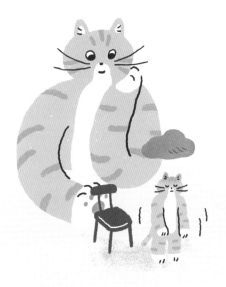

긴장되는 상황에서 덜 당황해요

쉽게 긴장하는 사람도 이완이 익숙해지면 상황이 닥쳤을 때 덜 당황할 수 있어요. 어떤 호흡을 해야 내가 편안해지는지 아니까요. 좋아하는 커피 대신 따뜻한 물을 마시고, 긴장해서 올라붙은 어깨를 간단한 스트레칭과 마사지로 풀어줄 줄도 알게 되지요. 긴장은 피할 수 없지만, 나는 이완할 수 있으니 괜찮아요.

마음과 아름다운 거리를 유지할 수 있어요

내 몸을 관찰하는 습관은 명상과도 비슷해요. 저는 심리학을 전공해서 그런지 심리학 이론에 근거한 '마음챙김[4]' 명상을 좋아하는데요. 과거나 미래가 아닌 '지금-여기'에 주의를 기울이며 나를 알아차리는 걸 마음챙김이라고 해요. '어휴, 내 몸은 왜 이래?' '난 왜 이따위 감정을 느끼지?' 비난하거나 판단하지 않으면서요.

제삼자를 바라보듯 내 몸을 관찰하며 이완하는 것이 습관이 되면 마음도 그렇게 할 수 있어요. 저는 화가 치밀거나 우울하거나 좌절했을 때 그 감정에 빠져 허우적대는 게 아니라 '아, 내가 지금 이런 감정이구나' 빨리 정신 차리게 되더라고요. 그렇게 나 자신과 적당한 거리를 유지하게 되면서 마음도 많이 편해졌어요.

몸에 집중하는 동안 마음이 쉴 수 있어요

앉아서 머리 쓰는 게 익숙한 저 같은 분이라면 몸 쓰는 게 쉽진 않을 거예요. 어떤 운동이든 한두 번 따라 하면 금방 이해하는 분도 있지만, 우리 같은 사람은 남보다 더 몸에 예민해지려고 애써야 해요.

[4] 영어로는 마인드풀니스(mindfulness)라고 해요. 마음챙김이라는 말도, 마인드풀니스라는 말도 참 듣기 좋고 편안한 것 같아요.

그렇게 몸에 집중하는 동안 마음은 쉴 틈이 생겨요. 우리의 마음은 가만히 두면 과거에 대한 후회, 미래에 대한 불안, 그때그때 느껴지는 감정들로 꽉 차 있기 마련이지요. 다 비우고 멍하게 쉰다는 건 정말 어려운 일이고요. 하지만 몸 감각에 집중하다 보면 어느 순간 아무 생각 없이 오롯이 몸에만 몰입하게 되는 때가 있어요. 그때가 바로 마음의 휴식 시간이랍니다.

자세만 바꿔도 마음이 달라져요

예전엔 멋있게 보이고 싶거나 오늘 힘 좀 줘야겠다 싶을 때 하이힐을 신곤 했어요. 발가락이며 종아리가 아프고 허리가 쑤셔도 꾹 참고 다녔지요. 지금은 자신감 있게 보이려면 자세가 더 중요하다는 걸 알아요. 시원하게 열린 가슴, 편안하게 힘을 뺀 어깨, 길고 우아한 목선이 몸에도 좋을 뿐 아니라 훨씬 당당해 보인다는 것을요.

자신감 있는 자세는 마음도 씩씩하게 해줘요. 이런 마음가짐은 회사를 창업한 후에도 많은 도움이 되었어요. 사실 저는 있는 듯 없는 듯 조용히 있는 게 익숙하고 편한 사람이거든요. 그런데 회사를 대표해서 책임지는 역할을 해야 하고, 고심해서 만든 소중한 브랜드를 지켜야 하니 움츠리고만 있을 수 없었죠. 내가 바뀌면 나를 대하는 사람들도 달라져요. 나를 더 존중해주지요. 그럼 괜한 열등감이나 피해 의식으로부터도 편안해질 수 있어요. 자꾸만 마음이 움츠러든다면 자세부터 바꿔보세요.

감정에 덜 예민해져요

늘 허리가 아프고 목이 쑤시고 가슴이 답답하다면 마음이 편할 리 없겠죠. 또, 잠을 제대로 못 자면 사소한 일에도 짜증이 나거나 화가 치밀기 쉬워요. 애꿎은 주변 사람들에게 불똥이 튀지요.

내 몸을 편안하게 만드는 방법을 알면 마음도 편해지고, 사람과의 관계도 부드러워질 수 있어요. 이완 연습으로 가까운 관계들에 느슨한 여유를 만들어보세요.

나에게 친절할 수 있어요

'오늘 죽어도 후회가 없도록 살아야지', '늘 가슴 뛰는 일을 해야지', '한 순간도 허투루 보내지 말아야지' 같은 말들은 늘 저를 유혹했어요. 하지만, 이완과 친해지다 보니 무조건 열심히 한다고 일이 잘 되는 것도 아니고, 권태로운 순간에는 담담하게 일하면 되고, 그때그때 제대로 쉬어야 지치지 않고 오래갈 수 있다는 걸 알겠더라고요.

느린 속도와 약한 강도가 나쁘거나 열등한 것이 아니라는 깨달음은 저의 마음에도 많은 영향을 주었어요. 그제야 비로소 저에게 친절할 수 있었지요. 그전까지는 빠릿빠릿하지 않은 제가 못마땅하고, 열정적이지 않은 제가 실망스럽고, 쉬고 싶어 하는 제가 한심했거든요. 이완과 함께 살다 보니 요즘은 한결 마음이 가볍고 여유로워요.

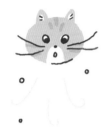

호흡은 부교감신경을 활성화하여 몸의 긴장을 낮춰주는 효과가 있어요. 가만히 있어도 저절로 하는 거 아닌가 싶을 테지만, 조금 더 깊이 이완할 수 있도록 같이 연습해봐요. 평소보다 조금 더 신경 써서 호흡하고 들숨과 날숨을 관찰하면서 내 몸에 집중합니다.

스트레칭은 긴장하고 수축된 근육을 편안하게 늘여주는 거예요. 억지로 다리를 찢거나 몸을 무리하게 꺾는 고통스러운 스트레칭이 아니니 걱정하지 마세요. 가벼운 스트레칭만 자주 해도 근육이 굳어서 생기는 통증을 누그러뜨릴 수 있어요. 한 번에 세게, 많이 하는 것보다 조금씩, 부드럽게, 천천히, 그리고 꾸준히 하는 것이 더 효과적입니다.

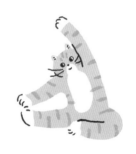

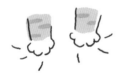

마사지는 적당한 압력과 움직임으로 피부나 근육을 부드럽게 풀어줘요. 혈액 순환이 잘 되게 해줄 뿐만 아니라, 몸에 쌓인 피로 물질도 제거해주지요. 마사지 숍에서 전문가에게 받는 마사지도 효과가 있지만, 필요할 때마다 내 손으로 그때그때 마사지하는 것도 중요해요. 이 책에는 소도구나 기계 없이도 손쉽게 할 수 있는 간단한 방법들만 담았습니다. 단, 언제나 깨끗한 손으로 마사지하는 거 잊지 마세요.

자세는 몸의 바른 정렬과 균형을 찾아 줍니다. 스트레칭이나 마사지로 이완된 상태를 오래 유지하는 역할도 해요. 평소 나에게 익숙한 자세를 돌아보고, 무리해서 사용하는 곳은 어딘지 알아차리는 것이 시작! 내가 어떻게 앉고 서 있는지 수시로 확인하는 습관만 가져도 몸의 긴장을 덜어줄 수 있어요.

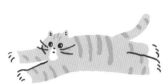

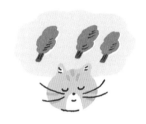

상상은 몸과 마음을 이완시켜주는 이미지를 떠올리는 거예요. 지루하지 않게 재미난 이완 연습을 할 수 있죠. 몸을 움직이기 어렵거나 몸을 어떻게 써야 할지 감이 잘 안 올 때, 상상이 뜻밖의 도움을 줄 거예요.

저는 이제 이완 요정 '야옹 씨'가 되어 여러분 곁에 있을게요.
함께 즐겁게 이완 연습을 해보아요!

뻣뻣긴장 회사원
시영 씨

"편안한 상태가 뭔지 나도 알고 싶어!"

몸에 힘을 빼는 것도 마음을 편하게 먹는 법도 모르는 사람.
일에 쫓겨 나를 돌보는 건 뒷전이고
하루하루 버티는 것도 버겁다.

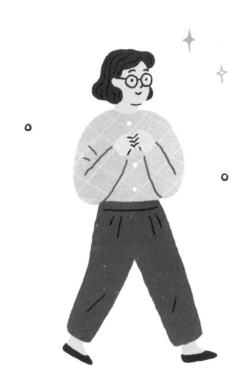

말랑말랑 이완 요정
야옹 씨

"몸이 부드러워야 마음도 부드러워지는 거야."

언제 봐도 느긋하고 유연한 우리 집 야옹 씨.
매일 지쳐 돌아와 편히 쉴 줄도 모르는 집사를 위해
이완 연습을 알려주기로 마음먹었다!

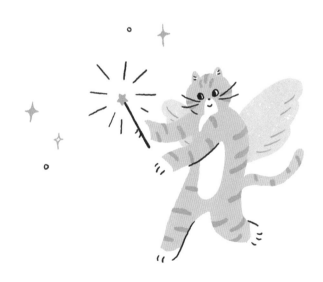

DO.

☞ 이완 연습마다 참고 그림이 함께 있어요. 설명과 짝이 되는 그림에는 설명과 같은 번호를 붙였습니다. 디자인도 살짝 다르게 해두었어요.

☞ 오른쪽/왼쪽 구분이 있는 동작은 어느 쪽을 먼저 시작하든 상관없어요. 내 몸에 편한 쪽부터 시작하면 돼요. 양쪽을 똑같은 횟수로 할 필요도 없어요. 중요한 건 오른쪽과 왼쪽 중 어디가 더 뻣뻣하게 굳어 있고 불편한지 알아차리는 거예요! 더 불편한 쪽이 더 신경 써서 많이 풀어줘야 하는 쪽이거든요. 양쪽 차이가 심하다면 한동안은 더 굳어 있는 쪽만 이완시켜서 좌우 균형을 맞춰주는 것도 필요해요.

☞ '천천히~' '부드럽게~' '지그시~' '꼼지락꼼지락~' '사부작사부작~' 이완 연습하며 떠올리면 좋은 말들이에요.

☞ 그냥 읽어서 이해가 안 간다고 덮지 마시고 몸을 움직여 실제로 자세를 취해보세요. '아하?!' 하는 순간이 올 거예요.

☞ '이게 맞나?' '다리를 풀었는데 왜 허리가 시원하지?' '이 근육은 이름이 뭘까?' '여기서 더 시원해지려면 어떤 동작을 하면 되려나?' 궁금한 게 많아지는 건 너무 좋은 거예요. 호기심을 갖고 공부하려는 마음을 환영합니다.

☞ 움직임에 관심이 많은 분이라면 동작들이 쉽게 느껴질 수도 있어요. 그렇다면 나만의 이완 연습 루틴도 직접 만들어보세요.

☞ 스트레칭할 때 꾹 참고 버티지 말아요. 참을 수 없이 아프고 짜증이 치미는 데도 숨을 참고 버티다 보면 다칠 수 있어요. 힘을 좀 빼거나 각도를 조금씩 조절하면서 내 몸에 맞는 상태를 찾아보세요. 살짝 아프지만 참을 만하고 점점 시원해져서 기분 좋은 정도의 통증이 적당해요. 스트레칭은 몸이 얼어붙듯 '멈춰 있는 상태'가 아니라 아주 조금씩이라도 '늘어나고 있는 과정'이라는 걸 기억하세요.

☞ 빨리빨리 세게 마사지하면 오히려 근육이 더 뭉칠 수 있어요. 천천히 부드럽게, 호흡은 후우우 뱉으면서 해주는 게 좋아요.

☞ 이완을 미루지 마세요. '오늘은 눈으로만 읽어야지.' '바쁜 시기는 일단 넘기고 나중에 풀어줘야지.' '지금은 한창 일할 때니까 10년 후에나 이완하며 살아야지.' 그러는 동안 이완은 점점 더 멀어지고 점점 더 어려워질 뿐이랍니다.

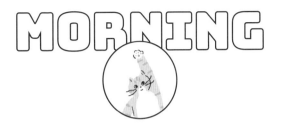

MORNING

출근 전, 나를 깨우는 이완 연습

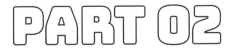

출근 전 이완은 이런 것이에요

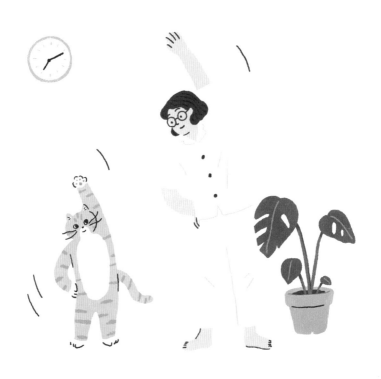

"하루의 시작을 말랑말랑하게"

아침 이완은 이완된 하루를 위한 워밍업!

어김없이 찾아와준 '오늘'을 만끽할 수 있도록
편안한 몸과 마음을 만드는 시간입니다.

잠자는 동안 웅크렸던 몸을 활짝 열어 굳은 부분을 풀어주고,
가장 편안한 몸 상태를 찾아볼 거예요.
호흡을 고르고 표정도 풀어주면서
숨가쁜 일정과 불쾌한 사람들에 휘둘리지 않을
여유롭고 단단한 나를 준비합니다.

침대에서 회사까지 초 단위로 움직이고 있을 지금,
큰 시간을 들이지 않고 짬짬이 할 수 있는
이완 동작만 알려드릴 테니 함께 연습해보아요.
나를 챙기면서 아침을 열면 하루가 훨씬 산뜻해진답니다.

'어제의 기분으로 오늘을 시작하지 말라'는 말이 있지요.
걱정 깊었던 밤, 우울했던 밤, 꿈에서도 긴장했던 밤이라면
더더욱 새로운 오늘의 숨으로 온몸을 채워주세요.
가뿐한 마음으로 하루를 시작하기에 좋은 숨 고르기입니다.

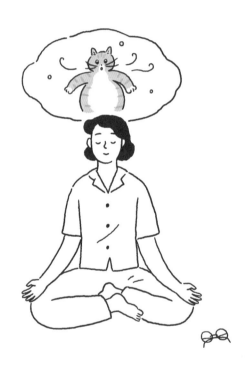

어디를요	얼마나요	어떻게요
전신	1분	호흡, 상상

1. 내 몸이 풍선이라고 상상해보세요. 배가 불룩해지도록 천천히 깊게 숨을 들이마십니다. 빵빵한 풍선처럼 온몸이 부풀어 오르는 상상을 해보는 거예요.

2. 이번엔 배가 납작해지도록 천천히 완전하게 숨을 뱉어냅니다. 바람 빠진 풍선처럼 온몸이 홀쭉해지는 상상을 해보세요.

3. 숨을 들이마시고 내쉬면서 오늘 할 일 중 가장 기분 좋은 일, 오늘 만날 사람 중 가장 기분 좋은 얼굴을 떠올립니다. 아주 작고 사소한 일이라도 좋아요.

자, 이제 단 한 번뿐인 새로운 오늘을 시작할 준비가 되셨나요?

잠자는 동안에도 몸이 긴장하고 있을 수 있어요.

옆으로 웅크리고 잤다면 바닥에 닿았던 어깨와 팔 근육이 뭉쳤을 테고요.

엎드려 잤다면 무게가 실린 목과 어깨, 그리고 가슴이 답답하고 아플 거예요.

밤사이 구겨져 있던 몸을 쫙 펼치는 스트레칭을 해봅시다.

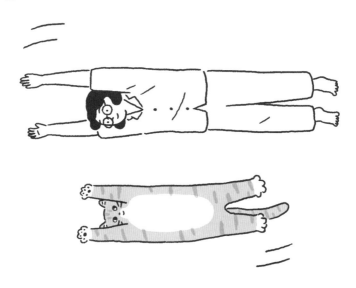

어디를요	얼마나요	어떻게요
전신	2분	스트레칭

1. 몸의 가장 끝부분부터 깨워줄 거예요. 잠에서 깬 그 상태에서 손가락과 발가락을 꼼지락꼼지락 피아노 치듯 움직입니다. 그다음엔 주먹을 쥐는 것처럼 오므렸다 폈다 반복해주세요.

2. 반듯하게 천장을 보고 누운 상태에서 머리 위로 손깍지를 끼고 기지개를 켜요. 골반에서 허리를 뽑아내듯 쭉 늘입니다. 키가 커진다는 느낌으로요. 왼쪽 발등과 발가락, 오른쪽 발등과 발가락을 번갈아 가며 아래로 천천히 밀어내면서 다리까지 스트레칭을 해보세요. 신기하게도 골반과 허리가 훨씬 시원해진답니다. 우리 몸은 조각조각 따로 움직이는 로봇이 아니라 하나로 다 연결되어 있거든요.

3. 그대로 몸을 오른쪽으로 돌려 누워요. 왼팔을 귀에 붙이고 위로, 왼발은 아래로 늘여주세요. 왼쪽 옆구리에서 겨드랑이까지 시원하게 펴지는 느낌이 들 거예요.

4. 몸을 반대로 돌려 똑같이 해주세요.

이제 어제보다 몸이 1mm는 더 길어지고 당당하게 펴졌을 거예요. 마음도 함께요!

아침에 일어났을 때 허리가 뻐근하다면 어제의 나를 떠올려보아요.

엉덩이를 뒤로 쑥 내민 '오리 엉덩이' 자세였는지,

등을 뒤로 둥글게 만 '새우등' 자세였는지 말예요.

허리, 등, 목이 줄기라면 골반은 뿌리와도 같아요.

뿌리가 제대로 자리 잡아야 줄기도 곧게 뻗을 수 있겠지요.

골반이 앞으로 밀리거나 뒤로 빠져 있지도 않은 바른 자세를 찾아볼까요.

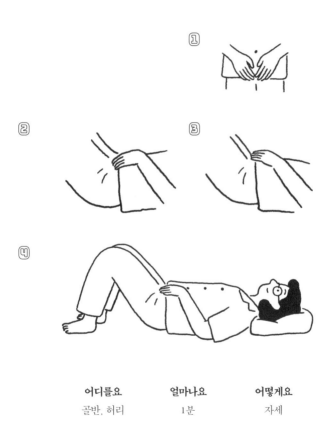

어디를요	얼마나요	어떻게요
골반, 허리	1분	자세

1. 누운 채로 무릎을 구부려 세운 다음, 골반 위에 양손을 'V'자로 올립니다.

2. 엉덩이를 뒤로 쑥 내밀어서 오리 엉덩이를 만들어요. 손가락이 손목보다 더 아래로 내려갑니다. 이때 허리가 뻐근하고 시큰거린다면 동작을 멈추는 게 좋아요.

3. 이번엔 반대로 새우처럼 둥글게 허리와 골반을 말아볼까요. 손가락이 손목보다 더 위로 올라옵니다. 이때도 마찬가지로 허리가 뻐근하고 시큰거린다면 동작을 멈춰야 해요.

4. 1과 2의 가운데, 손가락부터 손목이 바닥과 평행한 순간을 찾습니다. 양손으로 만든 'V'자 그릇 안에 물이 찰랑찰랑 채워져 있다고 상상하면 쉬울 거예요. 물이 손가락 쪽으로나 손목 쪽으로 쏟아지지 않을 때, 이 순간을 우리는 '골반 중립'이라고 불러요. 척추가 가장 자연스럽고 편안한 상태랍니다.

골반의 중립을 찾았다면 오늘 하루는 서 있을 때도, 앉아 있을 때도 중립을 유지하도록 노력해보세요. 곧고 바른 자세를 지키는 것은 물론, 몸에도 부담이 덜 가서 한결 허리가 편안할 거예요.

자고 일어났는데 허리가 묵직하고 뻣뻣한 느낌일 때
허리와 골반 근육을 부드럽게 풀어주는 스트레칭입니다.
아침에는 몸이 굳어 있는 상태이니 천천히 가볍게 해주세요.

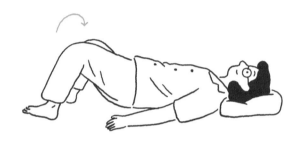

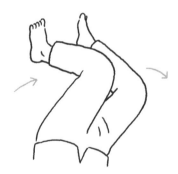

어디를요	얼마나요	어떻게요
골반, 허리	1분	스트레칭

1. 차렷 자세로 누워 골반 너비로 다리를 벌립니다. 무릎을 세운 뒤 바닥에 발바닥을 붙입니다. 손바닥으로는 바닥을 지그시 누르며 중심을 잡아요.

2. 숨을 깊게 들이마셨다가 내쉬면서 두 무릎을 오른쪽으로 천천히 쓰러뜨려주세요. 왼쪽 허리가 시원하게 늘어나는 걸 느낄 수 있어요.

3. 숨을 다시 들이마시면서 무릎을 제자리로. 내쉬면서 이번에는 왼쪽으로 천천히 쓰러뜨려요. 이때 오른쪽 허리가 시원하게 늘어나는 걸 느껴보세요. 무릎을 처음부터 많이 넘길 필요는 없어요. 가볍게 오른쪽 왼쪽을 반복하면서 조금씩 넘어가는 각도를 키워봅니다.

묵직한 허리가 조금은 가벼워졌나요? 익숙하고 쉬운 움직임이어도 오늘 내 몸이 어떤 상태인지, 얼마만큼 움직여야 시원한지, 얼마만큼 움직이면 오히려 더 아픈지 잘 인식하며 움직이는 것이 중요해요. 매일 달라지는 내 몸 상태에 세심하게 관심을 기울여주세요.

바쁜 아침, 양치질하는 동안에도 할 수 있는 고마운 스트레칭입니다.

출근 전 마지막으로 가슴을 당당하게 펴봅시다.

문을 이용한 가슴 스트레칭은 하루 중 수시로 해줄 수 있어요.

출근해서는 사무실, 회의실, 화장실 문을 이용해보세요.

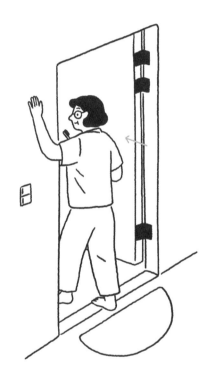

어디를요	얼마나요	어떻게요
가슴, 쇄골	1분	스트레칭

1. 양치질하는 반대 손의 손바닥부터 팔꿈치를 문틀 위에 올립니다. 팔꿈치가 어깨와 나란하거나 더 아래에 놓여야 해요. 왼손을 올렸다면 화장실 안쪽, 오른손이라면 화장실 바깥쪽을 바라보면 돼요.

2. 올린 팔과 같은 쪽 발을 앞으로 성큼 보내세요. 왼쪽 어깨와 윗가슴 근육이 늘어나는 것이 느껴지나요? 엉덩이가 뒤로 빠져 있으면 효과는 없고 허리만 아플 수 있으니, 머리부터 골반까지 통나무처럼 일자로 움직이도록 해주세요. 팔에 힘을 세게 주고 버티기보다 천천히 조금씩 가슴과 겨드랑이가 열리도록 힘을 조절해보세요.

3. 서 있는 방향을 바꾸어 반대쪽 팔도 스트레칭해주세요.

평소에 휴대폰을 많이 보거나, 컴퓨터 작업을 많이 하거나, 그림을 그리거나, 운전하는 등… 어깨가 살짝 안으로 말린 자세로 오래 생활하는 분이라면 이 동작을 자주 하는 것을 추천합니다. 너무 세게 힘주어 버티지만 않는다면, 아무리 자주 해도 나쁘지 않은 스트레칭이에요!

출근 전, 거울을 보면서 내 표정이 어떤지 알아차려주세요.

수면 아래에서 바쁘게 빌을 움직이는 우아한 백조처럼,

긴장되고 숨가쁜 하루가 계획되어 있을수록

여유 있고 편안한 표정이 필요해요.

마음이 한결 여유로워지고, 나를 만나는 사람들에게도

편안한 기분을 전달할 수 있을 거예요.

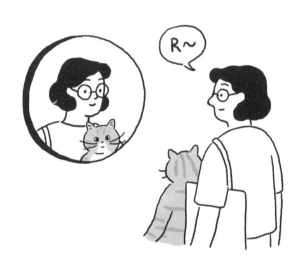

어디를요	얼마나요	어떻게요
얼굴	1분	자세, 상상

1. 눈썹 사이에 힘을 툭 풀어봅니다. 힘을 빼는 게 어렵다면 눈썹 사이를 톡톡 두드려 눈 주변 긴장을 풀어줘요.

2. 긴장될수록 이를 앙다물거나 입술을 물어뜯는 분들도 있지요. 거울을 보며 입을 살짝 벌리고 턱을 아래로 떨어뜨리거나 입술을 가볍게 붙인 채 혀를 알파벳 'R' 발음하듯 만들어보세요. 귀나 턱 주변이 뻐근한 분들께도 좋은 이완법입니다. 표정도 함께 부드러워지거든요.

3. 입꼬리를 살짝 올려 미소도 지어봅니다. 셀카를 찍으며 웃는 연습을 해도 좋아요. 아침이라 아직 표정이 많이 굳어 있다면 크게 "아 – 에 – 이 – 오 – 우 –" 말하면서 안면 근육을 부드럽게 풀어주세요.

거울을 보며 예쁜 표정을 연습하려는 게 아니에요. 내가 편안하고 이완되어 보일 때 상대방도 나를 편안하게 느낍니다. 긴장된 표정은 상대방도 긴장시키고, 기가 죽은 표정은 상대방이 나를 만만하게 느끼게 하거나, 혹은 반대로 내 눈치를 보게 만들지요. 직장이나 친구, 연인 사이를 더 편안하게 만들고 싶다면 부드럽고 여유만만한 표정을 연습해보는 건 어떨까요.

움직임 공간을 '키네스피어(Kinesphere)'라고 해요.
팔다리를 뻗었을 때 몸 둘레에 그려지는 물리적 공간이자,
내가 '나의 공간'이라고 느끼는 심리적 공간도 뜻해요.
사람들로 꽉 찬 버스나 지하철 안에서는 내 공간이 작아질 수밖에 없죠.
이럴 때일수록 편안하게 호흡하면서 키네스피어가 확장되는 상상을 해보세요.
이리저리 치이는 상황으로부터 마음을 떨어뜨려 이완시킬 수 있어요.

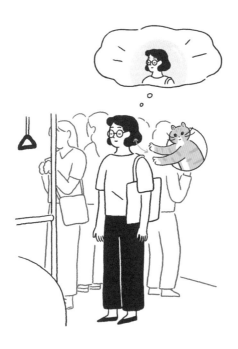

어디를요
전신

얼마나요
3분

어떻게요
상상

1. 물방울처럼 얇고 둥근 막이 나를 둘러싸고 있는 상상을 해봅시다. 물방울은 나만의 공간이고, 이 안에서 나는 안전해요. 사람들 틈에 끼여 있는 것이 불편할수록 나의 물방울을 단단하고 크게 만드는 것에 더 집중해보아요.

2. 이제 가슴을 폅니다. 누가 밑에서 잡아당긴다 생각하고 어깨와 팔을 묵직하게 떨어뜨려주세요. 귀와 어깨가 최대한 멀어지도록요. 안전한 물방울 안에서 목과 어깨 힘을 빼는 것에 집중하다 보면 어느새 목적지에 도착해 있을 거예요.

이번 연습은 회사에서 해봐도 좋아요. 내 책상이 있더라도 좁은 곳에서 다닥다닥 일하는 경우가 많잖아요. 출근해서 일을 시작하기 전, 점심 식사 후 다시 일에 집중해야 할 때, 주변이 소란스러울 때, 내 시간과 공간이 침해당한다고 느낄 때면 언제든 물방울을 상상해보세요. 이 공간 안에서 나는 안전하고 또 자유로워요.

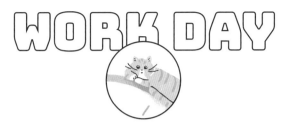

WORK DAY

회사에서, 나를 지키는 이완 연습

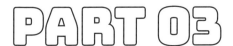

PART 03

회사에서 하는 이완은 이런 것이에요

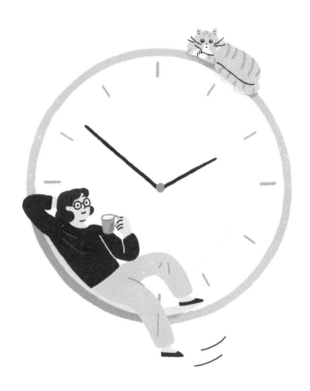

"바쁠수록 나를 놓지 않아요."

회사에서의 이완은 밀당의 시간!

회사에서 완전히 몸을 풀어버리자는 게 아니에요.
쓸데없는 긴장은 풀되 지나친 느슨함은 조여주어,
일하는 동안 길을 잃지 않도록 하는 것이죠.
지금 일하고 있는 내 모습을 살펴보세요.
구부정한 자세로 오래 앉아 있진 않았나요?

이제부터 회사 안에서 자꾸 움츠러드는
몸과 마음을 펴는 이완 연습을 할 거예요.
앉은 자리에서 그대로 쉽게 따라 할 수 있어요.
이 밖에도 복사기나 엘리베이터, 회의실, 화장실 등
언제 어디서든 할 수 있는 틈새 동작도 준비했으니
재미있게 즐겨보세요.

아무리 바빠도
내 몸이 건강하고 편안한 자세를 기억하는 게 중요합니다.
자주 쓰는 근육은 틈틈이 풀어주고
스트레스는 그때그때 달래주면서
퇴근할 때까지 몸과 마음의 균형을 유지해보자고요!

집중해서 일하다 보면 모니터 안으로 빨려들어갈 것 같을 때가 있지요.

지금만큼은 나를 위한 시간입니다.

잠시만 일과 거리를 두고, 자세를 바르게 정렬해보세요.

허리가 좋아할 거예요.

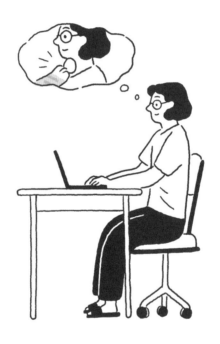

어디를요	얼마나요	어떻게요
허리	30초	자세, 상상

1. 의자 등받이에 엉덩이를 딱 붙이고 앉습니다. 허리띠 주변의 허리 (요추)가 앞으로 밀리지 않도록 누가 머리카락을 위에서 쑥 잡아 올리는 느낌으로 허리를 세워서 앉아요.

2. '앉은키를 1mm라도 더 키우겠어'라고 생각하거나, 돌멩이로 탑을 쌓듯 척추를 아래에서 위로 하나하나 쌓아올린다고 상상하면 도움이 됩니다.

3. 이때 턱이 위로 들리지 않도록 살짝 당기되, 너무 당겨서 두 턱이 되지는 않도록 주의하세요. 달걀 하나를 턱 아래에 가볍게 끼우고 있다고 상상하면 적당해요.

이렇게 잠깐씩 자세를 바로잡아주는 것도 좋지만, 정수리부터 꼬리뼈까지 길게 늘인 자세로 일하는 것을 습관으로 만들어보세요. 척추가 짓눌려서 디스크 질환이 되는 걸 막을 수 있답니다.

오랫동안 쌓인 감정이나 갑자기 밀려드는 스트레스로
가슴이 답답할 때가 있지요.
스트레스를 받는 상황은 내가 선택할 수 없지만,
스트레스에 대한 나의 반응은 선택할 수 있답니다.
상황을 바꿀 수 없고 감정도 주체할 수 없을 때,
머리를 잠시 멈추고 몸에만 집중해볼까요?
안정감을 주는 호흡, 이완을 유도하는 상상이 나를 보호해줄 거예요.

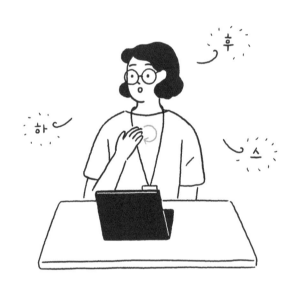

어디를요	얼마나요	어떻게요
가슴	1분	상상, 호흡

1. 몸통을 풍선이라고 상상하면서 가슴, 등, 옆구리가 둥글게 부풀어오르도록 호흡하세요. 눈은 감거나, 한 곳에 초점을 두고 바라봅니다. 풍선에 바람을 채우듯 숨을 깊이 들이마십니다. 하나, 둘, 셋, 넷. 풍선에 바람을 빼듯 숨을 완전히 뱉어냅니다. 하나, 둘, 셋, 넷.

2. 호흡하는 동안 손가락 끝으로는 동글동글 원을 그리며 쇄골과 가슴 사이를 부드럽게 골고루 마사지합니다.

3. 숨을 뱉어낼 때 "하~" "후~" "스~" 소리를 내면 더 시원해져요.

딱딱하던 가슴이 말랑말랑해졌길.
굳어 있던 마음이 보들보들해졌길.

업무 중 짜증 나는 통화라도 하면

뒷목이 점점 뻣뻣해지면서 얼굴까지 열이 오르는 느낌이 들 때가 있지요.

그럴 땐 얼른 손으로 뒷목을 조물조물 마사지해주세요.

뒷목이 말랑말랑해야 머리로 혈액 순환도 잘 되고 산소 공급도 잘 되거든요.

①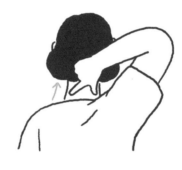

②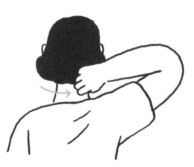

어디를요	얼마나요	어떻게요
뒷목	3분	마사지

1. 오른손 엄지와 검지로 'V'를 만든 다음, 반 바퀴 돌려 'ㅅ'모양을 만 듭니다. 그대로 뒷목으로 가져가 엄지는 목 오른쪽, 나머지 손가락은 왼쪽을 감싸주세요. 왼손잡이 분들은 반대로 진행하시면 훨씬 편할 거 예요. 목 아래부터 위로 올라가며 꾹꾹 눌러요. 머리와 목이 연결되는, 움푹 파인 곳(후두하근)을 특히 오래 마사지해주세요.

2. 이번에는 손끝으로 동글동글 작은 원을 그리면서 뒤쪽 헤어라인을 따라 골고루 마사지합니다. 좀 더 세게 마사지하고 싶다면 주먹을 쥔 상태에서 검지와 중지만 톡 내밀어 손가락 관절로 마사지해보세요.

어때요? 머리가 훨씬 맑아지고 눈까지 시원해진 것 같지 않나요?
몸에 집중하는 동안 왜 화가 났었는지도 잊으셨기를 바라요.

열심히 준비한 보고서로 많은 사람 앞에서 발표하기 전,
당당하고 자신감 있는 자세도 준비해보세요.
자세까지 챙겼으니 모두 반짝이는 눈으로 들어줄 거예요.

①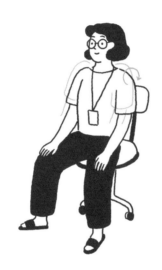

② 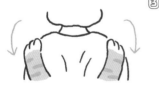 ③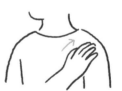

어디를요	**얼마나요**	**어떻게요**
어깨, 가슴, 등	1분	자세

1. 의자 앞쪽에 살짝 걸터앉았습니다. 다리를 V 모양으로 넓게 벌려 삼각대처럼 중심을 잡아주세요. 발로 바닥을 꾸욱 누르고 무릎이 흔들리지 않도록 허벅지에도 힘을 주면서 앉은키가 최대한 커지도록 허리를 세웁니다. 어깨를 앞에서 뒤로 원을 그리며 돌려주세요. (10회) 체했을 때 누가 등을 쓸어내린다는 느낌으로 등 근육을 아래로 보내면서요.

2. 이번에는 누가 내 양쪽 어깨를 잡고 뒤에서 당기는 것처럼 날개뼈 사이 등 근육을 접었다 폈다 천천히 반복해보세요. (10회)

3. 마지막으로 말린 어깨를 다림질하듯 손으로 지그시 눌러 바깥쪽으로 밀어냅니다. 양쪽을 똑같이 눌러주세요. (5회씩)

기억하세요! 어깨는 펴고, 가슴은 열고, 등은 뒤로 모아주는 느낌. 그리고 자신감을 가지세요! 이 보고서는 내가 제일 잘 알아요.

자세가 움츠러들면 마음도 작아져요.
대범한 마음을 가질 수 있도록 가슴을 활짝 열어 스트레칭하세요.
나를 혼내려다가도 상사가 움찔! 하고 그만두도록,
움츠러든 목도 우아하고 당당하게 늘여봅시다.

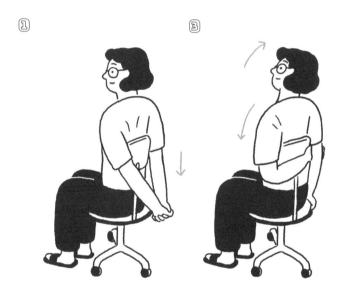

어디를요	얼마나요	어떻게요
목, 어깨	2분	스트레칭

1. 등 뒤로 양손 깍지를 낍니다. 바닥에서 누가 내 손을 잡아당긴다는 느낌으로 깍지낀 손을 아래로 쭉 뻗습니다. 어깨도 활짝 펴주세요. 고개를 들어 목 앞쪽을 쭉 펴고, 눈동자도 최대한 위쪽을 바라보세요. (10초)

2. 깍지를 풀고 어깨를 위로 으쓱 올렸다가 천천히 제자리로 내립니다.

3. 차렷 자세에서 왼쪽 팔꿈치만 등 뒤로 구부려 'ㄴ' 모양을 만들어요. 가능하면 왼손으로 오른팔을 잡아 자세를 고정합니다. 왼쪽 어깨를 점점 더 아래로 내리면서 머리를 오른쪽으로 숙여 왼쪽 목을 스트레칭하세요. (10초)

4. 천천히 제자리로 온 후 반대쪽도 똑같이 합니다.

한껏 자신감 있는 자세와 마음이 되었으니 내가 먼저 다가가보면 어때요? 전 그러지 못하고 혼자 끙끙대는 편이었거든요. 사실 우리는 같은 편이고 각자의 역할을 할 뿐인데, 상대방의 성격이나 감정에 휘둘려 주눅 들었던 시간이 참 아까워요. 마음이 자꾸 움츠러든다면 단단한 마음이 가득 찰 수 있도록 몸부터 펴보세요!

고개를 앞으로 숙인 채 오랫동안 일하거나 휴대폰을 보면
목 앞쪽 근육이 짧아지시 쉬워요.
뒷목 근육은 무거운 머리를 붙잡느라 팽팽하게 긴장되고요.
목을 길고 우아하게 만들어주는 스트레칭을 함께 합시다.
절대 오래 걸리지 않아요!

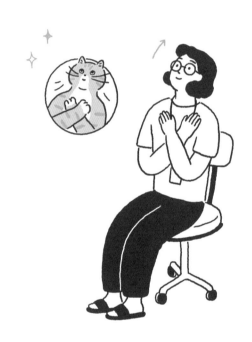

어디를요	얼마나요	어떻게요
목, 어깨	1분	스트레칭

1. 정면을 편안하게 바라봅니다. 두 손을 가슴 위에 'X'자로 겹치고 손가락 끝을 쇄골 위에 올려요.

2. 손가락으로는 지그시 쇄골을 누르면서 천천히 턱을 들어 천장을 바라보세요. 이때, 어깨와 쇄골이 턱을 따라 올라가지 않도록 잘 고정해 주세요. 목 앞쪽이 부드럽게 늘어나는 것을 느끼며 머물렀다 제자리로 돌아옵니다. (5~10초)

3. 이번에는 턱을 오른쪽 사선으로 들어 천장을 바라봅니다. 목 왼쪽이 부드럽게 늘어나는 것을 느끼며 머물렀다 제자리로 돌아옵니다. (5~10초)

4. 마지막으로 천천히 턱을 왼쪽 사선으로 들어 천장을 바라보세요. 목 오른쪽이 부드럽게 늘어나는 것을 느끼며 머물렀다 제자리로 돌아옵니다. 뻐근하거나 두통이 있는 쪽을 더 많이 풀어주세요. (5~10초)

이렇게 목 주변을 스트레칭하다 보면 얼굴 표정도 훨씬 편안해지고, 두통이나 어깨 통증에도 도움이 될 수 있어요. 그러니 생각이 날 때마다 자주 해주세요.

긴장한 채 일하다 보면 나도 모르게 숨을 흡! 참고
얕은 호흡민 하기 쉬워요.
그러면 산소가 몸에 제대로 공급되지 않아
몸과 마음이 갈수록 더 경직된답니다.
긴장 속에서도 편안한 호흡을 유지할 수 있도록
나만의 호흡 리듬을 찾아봅시다.

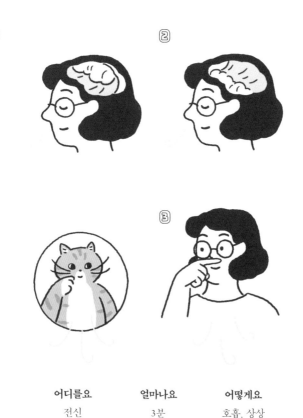

어디를요	얼마나요	어떻게요
전신	3분	호흡, 상상

1. 파도가 밀려오는 상상을 하며 숨을 가늘고 길게 들이마십니다.
하나, 둘, 셋, 넷.

2. 파도가 쓸려나가는 상상을 하며 숨을 가늘고 길게 뱉어냅니다.
하나, 둘, 셋, 넷.

3. 호흡에 집중하기 어렵다면 코끝에 손가락을 대고 온도에 집중해보
세요. 들이마실 때는 손가락이 시원해지고, 내쉴 때는 따뜻해지는 그
감각을 느껴봅니다.

4. 그림을 그리면서 숨을 쉬어보는 것도 호흡을 알아차리는 데 도움이
된답니다. 종이 한 장과 펜을 준비해요. 숨을 들이마시면서 위로 볼록
한 파도를 그리고, 숨을 내쉬면서 아래로 볼록한 파도를 그려보세요.
그림 그리는 속도와 호흡 속도를 맞추다 보면 나의 호흡 리듬이 눈에
보일 거예요.

내가 가장 편안해지는 호흡 리듬을 찾으셨나요? 이제 이 호흡이 닻이
되어 어떤 긴장 속에서도 나를 제자리에 잘 머무르게 지켜줄 거예요.

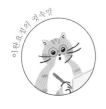

이완요정의 귓속말

한꺼번에 많이, 너무 빨리 호흡하다 보면 과호흡으로
어지러울 수 있어요. 그럴 땐 뜨거운 물을 조심스럽게
조금씩 나누어 마시는 것처럼 호흡해보세요. 편안하게
숨 쉬는 걸 자꾸 잊는다면 정각마다 알람을 맞춰두고
호흡을 챙겨주는 것도 좋아요.

키보드와 마우스를 오가며 화려하게 춤추는 손목을 잠시 쉬게 해주세요.
손목 터널 증후군을 예방할 수 있는 스트레칭입니다.

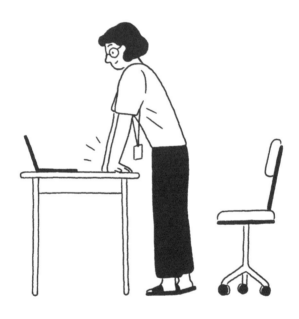

어디를요	**얼마나요**	**어떻게요**
손목, 팔	1분	스트레칭

1. 자리에서 일어나 두 팔을 책상 위로 뻗어 손바닥을 책상에 붙입니다. 바깥 방향으로 손목을 반 바퀴 돌려 손가락이 몸을 향하도록 해요. 손목으로 책상을 지그시 누르면서 손목과 팔 안쪽을 시원하게 늘여줍니다.

2. 손바닥이 책상 위에 붙지 않고 뜰 경우, 한 번에 꾹 힘주어 누르지 말고, 천천히 손목 안쪽을 늘이며 조금씩 손바닥이 책상에 닿게 해요.

3. 시원한 자극이 느껴지지 않는다면 손바닥은 그대로 두고 한걸음 뒤로 발을 옮겨보세요.

어때요, 이제 팔 안쪽 근육과 손목이 좀 시원해졌나요?

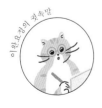

이완요정의 귓속말

자리에 앉아서 하고 싶다면 앉아 있는 다리를 살짝 벌려 다리 사이 의자 위에 손바닥을 올리면 됩니다.
엄지로 반대팔 안쪽을 꾹꾹 눌러서 수시로 마사지해 주면 더욱 좋고요.

회사에서 **9.** | 마음엔 여유를, 거북목엔 휴식을

열심히 집중해서 일하다 보면 나도 옆에 있는 동료도
저 멀리 팀장님도 등은 둥글둥글 굽고 목은 앞으로 쑥 내민 것이
모두 거북이 같아 보일 때가 있지요.
잠시 목을 제자리로 보내고, 마음도 쉬어 갈게요.

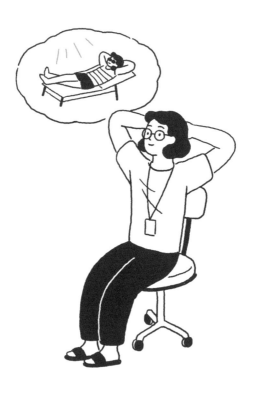

어디를요	얼마나요	어떻게요
목, 어깨	1분	자세, 상상

1. 손을 깍지 낀 다음 뒤통수에 댑니다. 머리는 손바닥을, 손바닥은 머리를 서로 밀어내며 힘을 팽팽하게 유지해주세요. 평소 목이 앞으로 많이 빠져 있는 분이라면 머리에 더 강한 힘을 주어 손바닥을 세게 밀어내려 해보아요.

2. 양 팔꿈치를 옆으로 활짝 열어 늘 접혀 있는 겨드랑이까지 시원하게 펴주세요.

3. 선베드에 나른하게 누워 있는 상상을 하며 짧은 시간이나마 여유로운 마음을 가져봅니다.

여유로운 자세를 유지하는 동안 일과 조금 거리를 둔 채 나무보다 숲을 보는 마음을 가져보세요. 되어야 하는 모양새로, 가야 할 방향으로, 적당한 속도로 일하고 있나요?

같은 자세로 오래 앉아 있으면 골반과 허리가 뻣뻣하게 굳어요.
너무 바빠서 화장실 갈 시간조차 없다면
앉아서 하는 작은 스트레칭으로 골반과 상체를 부드럽게 풀어주세요.
그리고, 이렇게나 열심히 내 몫을 하고 있는 나를 칭찬하고,
어떤 상황에서도 내 몸을 방치하지 않겠다고 약속해요.

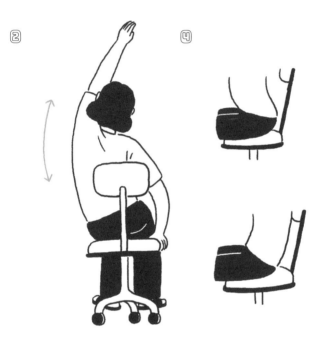

어디를요	얼마나요	어떻게요
골반, 옆구리	2분	스트레칭, 자세

1. 의자에 앉은 상태에서 왼쪽, 오른쪽으로 중심을 번갈아 옮기며 엉덩이를 씰룩씰룩 움직여요. (10회)

2. 이번에는 중심을 왼쪽 엉덩이에 최대한 실은 채 오른손은 의자를 잡고 왼손은 위로 시원하게 뻗어보세요. 왼손을 점점 오른쪽으로 보내면서 왼쪽 겨드랑이를 스트레칭하고, 왼쪽 옆구리는 최대한 왼쪽으로 밀어 펴주세요. 몸의 왼쪽이 전부 시원해지도록요. (10초)

3. 반대쪽도 똑같이 반복해서 오른쪽 옆면을 스트레칭해요. (10초)

4. 이번엔 제자리에서 엉덩이를 뒤로 쭉 빼서 오리 엉덩이를 만들었다가, 반대로 새우처럼 배를 쏙 말고 등을 불룩하게 만듭니다. 오리가 될 때는 천장을 바라보면서 가슴도 활짝 펴주고, 새우가 될 때는 배꼽을 바라보며 등을 시원하게 펴준다는 느낌으로요. (10회)

같은 자세로 오래 앉아 있기보다 자주 움직이는 게 척추 건강에 좋아요. 하지만, 그럴 수 없는 현실이라면 이렇게 앉은 상태에서라도 자주 스트레칭해주세요. 나를 위해서요.

잠시 일어날까요.

조금 움직여볼까요.

오전 내내 열심히 일한 것 같은데 점심 먹고 왔더니 여전히 일이 쌓여 있네요.

일의 파도에 휩쓸려 취청대지 않도록

간단한 중심 잡기 동작으로 마음을 모아보세요!

 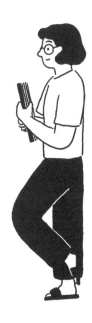 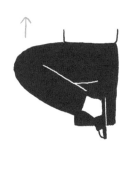

어디를요	얼마나요	어떻게요
전신	1분	자세

1. 화장실, 회의실, 복도, 엘리베이터 앞, 비상계단 등 1분 동안 집중할 수 있는 나만의 공간을 찾아보세요.

2. 두 발을 골반 너비로 벌리고 섭니다. 오른발에 체중을 완전히 싣고 왼쪽 무릎은 살짝 구부립니다. 왼쪽 발끝을 오른쪽 발목 옆에 갖다 댄 채 중심을 잡아요. 발레의 '쿠페(Coupé)'라는 동작입니다.

3. 반대쪽 발도 같은 방법으로 해주세요. 쿠페가 너무 쉽다면 눈을 살짝 감고 도전해보세요. 그래도 쉽다면 발끝을 발목에서 무릎 옆으로 더 끌어올려보세요. 발레의 '파쎄(Passé)' 동작이 된답니다.

자, 이제 단단한 내 중심을 찾았으니 거친 일의 파도 속에서도 쉽게 흔들리지 않을 거예요.

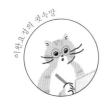

이 원숭원장의 귓속말

중심 잘 잡는 법!
화장실을 참는 느낌으로 몸의 중심과 아랫배를 긴장시켜보세요. 가슴이 위로 번쩍 들리지 않도록 숨을 '하아 –' 내뱉어 내려주고 엉덩이에 힘을 꽉 주면 중심 잡기가 더 쉬울 거예요.

엘리베이터를 기다리는 짧은 순간도 내 몸을 챙기는 시간으로 써보세요.
의자에 앉아 있는 동안 내내 접혀 있던 다리를 쫙 펴주는 스트레칭입니다.

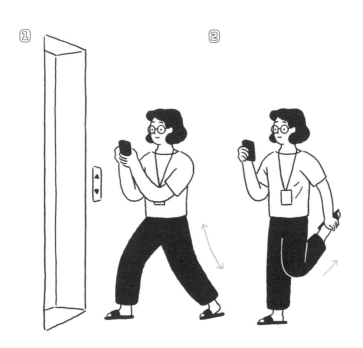

어디를요	얼마나요	어떻게요
종아리, 허벅지	2분	스트레칭

1. 오른발을 왼발보다 한 걸음 성큼 앞으로 내밀어주세요. 오른쪽 무릎을 살짝 구부리고 왼쪽 다리는 뒤로 쭉 뻗어 종아리, 무릎, 허벅지 뒷면이 시원하게 늘어나는 것을 느껴보세요. 별 자극이 없으면 두 다리 사이를 더 넓게 벌리셔도 좋습니다.

2. 무게 중심을 오른발로 완전히 옮겨 중심을 잡고, 왼쪽 다리는 천천히 뒤로 접어 왼손으로 발등을 잡아보세요. 이때 두 무릎은 최대한 서로 가까워야 합니다. 허벅지 앞면이 시원하게 풀릴 거예요.

3. 반대쪽 발도 똑같이 반복합니다.

앉아 있는 동안 잊고 있던 다리가 생생하게 느껴지죠?
시원하고 가벼워진 다리만큼 마음도 가뿐해졌길 바라요.

하루 종일 열일하는 머리인데 챙겨주기 쉽지 않죠.
신경 쓸 일이 많아서 머리가 지끈거리고 꽉 막힌 느낌일 때,
혈액 순환을 좋게 하는 림프 마사지입니다.
생각할 게 많아도 마사지하는 동안은 잠시 내려놓고 몸에만 집중해주세요.
손이 닿는 부분의 촉감과 온도를 느끼며 몸의 감각에 집중하다 보면
머리가 제대로 된 휴식을 할 수 있어요.

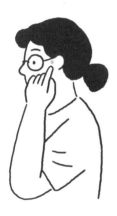 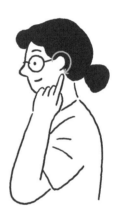

어디를요　　　**얼마나요**　　　**어떻게요**
머리　　　　　　　1분　　　　　　마사지

1. 관자놀이부터 정수리까지 검지로 동글동글 원을 그리며 마사지합니다.

2. 뒤통수 쪽도 골고루 마사지해요.

3. 검지로 귀 모양을 따라 그림처럼 귀 앞 오목한 곳부터 귓불 뒤까지 'C' 모양을 그리며 마사지합니다. (10회)

지끈거리고 꽉 막힌 머리가 좀 풀렸나요? 이렇게 머리를 자주 마사지하고 부드럽게 쓰다듬어주기도 하면서 토닥토닥 나를 잘 챙겨주세요. 두통약에 너무 의존하진 말아요. 마사지로 가능한 건 내 손으로 풀어주고, 그래도 안 되는 심한 통증은 제대로 된 진단과 처방을 받기로 해요.

회의 직전이나 회의가 끝난 후 아무도 없을 때,
혹은 지나가다 발견한 빈 회의실을 놓치지 마세요.
오래 앉아 있어 뻣뻣하게 굳은 옆구리를
말랑하게 풀어주는 스트레칭입니다.

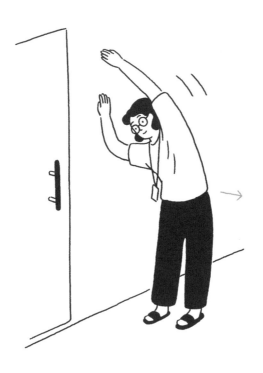

어디를요	얼마나요	어떻게요
옆구리	2분	스트레칭

1. 벽을 옆에 두고 섭니다. 다리는 골반 너비로 벌려주세요. 벽에 가까운 쪽의 손바닥부터 팔꿈치를 벽에 붙여 고정합니다. 상체가 앞으로 쏠리거나 뒤로 넘어가지 않도록 도와주는 역할이에요.

2. 반대쪽 팔을 머리 위로 큰 포물선을 그리며 들어올린 후 손끝을 점점 벽 가까이 가져갑니다. 손끝이 벽에 닿았다면 옆구리를 더 바깥쪽으로 밀어내며 시원하게 풀어주세요. 이때 발바닥은 움직이지 않도록 힘을 주고, 골반은 옆구리와 같이 바깥으로 최대한 밀어내요.

3. 반대쪽도 같은 방법으로 스트레칭을 합니다. 팔을 뻗을 때 누가 가운뎃손가락을 잡아당긴다는 생각으로 최대한 팔을 뽑아내보세요. 어깨, 팔, 겨드랑이가 더 시원해집니다.

몸 옆면이 시원하게 길어진 느낌이죠? 자리로 돌아와서도 이 기분 좋은 느낌이 오래 유지될 수 있도록 허리를 바르게 펴고 앉아주세요.

컴퓨터 작업을 하거나, 휴대폰을 보거나, 글을 쓰는 등...
늘 닫혀 있는 겨드랑이를 활짝 열어
노폐물 배출과 혈액 순환을 돕는 자세입니다.

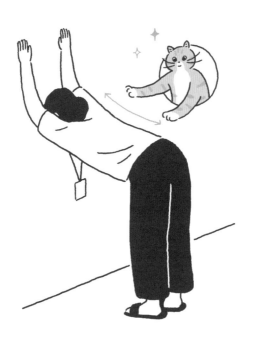

어디를요	얼마나요	어떻게요
겨드랑이	1분	스트레칭, 자세

1. 벽과 한 걸음 간격을 두고 마주보고 섭니다. 다리는 골반 너비로 벌려주세요. 팔을 만세! 하고 위로 들어 손바닥을 벽에 붙인 다음, 뒤로 한 걸음 물러나세요.

2. 그 상태로 손바닥부터 팔꿈치까지 벽에 붙입니다. 겨드랑이를 연 상태로 천천히 호흡합니다. (15초) 다리는 쭉 펴되, 허벅지 뒤가 너무 당긴다면 무릎을 살짝 구부려서라도 겨드랑이와 허리를 펴는 데 더 집중하세요. 정수리와 꼬리뼈가 서로 멀어지는 느낌으로. 엉덩이는 오리 엉덩이로 쭉 빼보세요. 등과 허리도 점점 시원해질 거예요. 자세를 풀고 잠시 쉬었다가 2~3회 더 반복합니다.

팔을 위로 뻗는 동작이 참 어색하죠? 아이처럼 "만세!" 신나게 외치며 좋아할 수 있는 순간이 많은 하루이길 응원해요.

혹시 회사에 아무것도 없는 텅 빈 모서리가 있다면 놓치지 마세요.

이완 연습하기에 딱 좋은 공간이거든요.

팔보다 몸통을 앞으로 보내 가슴을 시원하게 열어주는 스트레칭입니다.

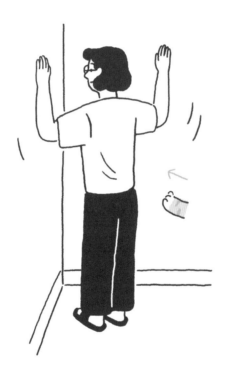

어디를요	얼마나요	어떻게요
가슴	1분	스트레칭

1. 벽과 벽이 만나는 모서리 앞에 정면을 바라보고 섭니다. 팔꿈치를 구부려 직각으로 만든 후 손바닥부터 팔꿈치까지 양쪽 벽에 붙여보세요.

2. 팔은 붙인 채로 벽 앞으로 한 걸음 이동하면 겨드랑이와 가슴이 펴지면서 엄청 시원할 거예요. (20초) 이때 엉덩이가 뒤로 빠지면 효과는 없고 허리만 아플 수 있어요. 머리부터 발까지 통나무가 되었다고 생각하고 일자로 앞으로 움직여보세요.

3. 제자리로 돌아와 팔을 풀었다가 2~3회 더 반복합니다.

연습하다 보니 어딘가 익숙하지 않나요? **출근 전 5. 양치질하면서 가슴을 열어요**(56p)와 같은 동작이에요. 이렇게 두 벽이 만나는 모서리를 이용하면 두 팔을 동시에 스트레칭할 수 있어요.

발표를 앞두고는 긴장이 최고조에 이르죠!
달리기를 한 사람처럼 숨이 가쁘고,
가슴도 흥분된 상태라 천장을 향해 번쩍 들려 있기 쉬워요.
들뜬 가슴을 가라앉히고 안정을 주는 상상과 호흡을 따라 해보세요.

①

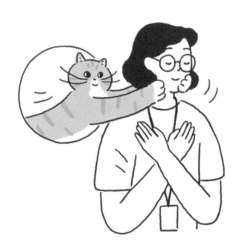

어디를요	얼마나요	어떻게요
가슴, 배	1분	호흡, 상상

1. 손바닥을 비벼 따뜻하게 만듭니다. 두 손을 가슴 가운데 겹쳐 올리고 지그시 누르면서, 따뜻한 물주머니를 가슴 위에 얹고 누워 있는 상상을 해보세요. 천천히 숨을 들이마시고 내쉬며 호흡 소리에만 집중합니다.

2. 이번에는 한 손은 윗배, 한 손은 아랫배에 올리고, 오르락내리락 배의 움직임에만 집중해보세요.

3. 마지막으로 최대한 가늘고 길게 숨을 완전히 뱉어냅니다.

발표뿐만 아니라 회의나 면접 등 긴장 상황에선 숨을 어떻게 쉬는 건지, 당연한 것도 낯설게 느껴지죠. 가늘고 긴, 느린 호흡을 유지하며 여유롭게 헤쳐나가시길 바라요!

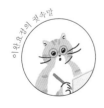

이원오 장의 귓속말

이미 사람들 앞에 서 있어서 몸을 움직이기 어렵다면!
1. 가슴이나 배에 손을 올리는 대신, 가늘고 길게 숨을 뱉어내는 것에만 집중해보세요.
2. 입꼬리를 살짝 끌어올려 부드러운 미소를 짓도록 애써보세요. 발표자가 긴장하면 보는 사람들도 불안하고, 그걸 알아차린 발표자는 더 긴장하게 돼요. 경직된 표정보다는 어색하더라도 웃는 표정이 더 낫답니다.

출력하고 복사하는 짧은 기다림의 시간 동안

팔, 겨드랑이, 옆구리를 움직여 부드럽게 이완시켜주는 스트레칭입니다.

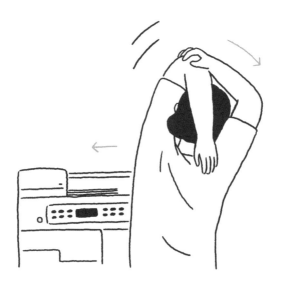

어디를요	얼마나요	어떻게요
상체	1분	스트레칭

1. 왼팔을 만세! 했다가 머리 위로 팔꿈치를 구부립니다. 오른손으로 왼쪽 팔꿈치를 가볍게 잡아요. 숨을 들이마셨다가 내쉴 때마다 팔꿈치를 더 아래로 힘주어 누르며 겨드랑이를 활짝 열어주세요. (10초)

2. 고개를 숙이면 덜 시원해요. 목이 아래로 꺾이지 않도록 시선은 정면을 바라봅니다. 뒤통수를 왼쪽 팔꿈치와 오른손에 기대어 뒤로 지그시 밀어낸다 생각하고 무게를 실어주세요.

3. 머리와 팔꿈치는 오른쪽으로, 몸통은 왼쪽으로 밀어내면서 옆구리부터 팔꿈치까지 시원하게 늘입니다. 천천히 제자리로 돌아와 반대쪽도 스트레칭합니다. (20초) 더 불편하고 뻑뻑한 쪽을 한 번 더 해주세요. (20초)

이 동작이 마음처럼 안 된다면 상체가 많이 굳어 있는 상태일 거예요. 그렇다면, 벽을 이용한 **'빈 회의실 찬스'** 시리즈(94~99p)를 집에서도 자주 해주세요. 상체가 한결 부드러워지면서 원하던 자세에 조금씩 가까워질 수 있답니다.

발바닥부터 엉덩이까지 힘을 키워 바닥과 이어져 있다는 감각을 느끼고,
오래 앉아 있어서 붓기 쉬운 하체 근육을 시원하게 늘여주는 스트레칭입니다.
일하는 동안 생각이 많아 머리만 무거워진 느낌이라면,
리듬감 있는 움직임과 발바닥 감각에 집중하며 머리를 쉬게 해보세요.

어디를요	얼마나요	어떻게요
하체	3분	스트레칭, 상상

1. 두 팔은 발레 바(barre)를 잡듯 복사기 위에 가볍게 얹고, 다리는 골반 너비로 벌리거나 가볍게 붙입니다. 발레 동작 중 '를르베(Relevé)'라는 동작을 해볼 건데요. 양쪽 발뒤꿈치를 들어 까치발을 하고 발등을 시원하게 펴주면 된답니다. 힘주어 버티기보다 다리를 곧게 뻗는 데 집중해보세요.

2. 발은 바닥을 밀어내고 정수리로는 천장을 밀어올리는 상상을 해보세요. 몸이 점점 더 가벼워지면서 붕 뜨는 느낌이 들지 않나요?

3. 천천히 발뒤꿈치를 내립니다. 이번에는 한 발만 까치발을 들고 반대 발은 바닥을 잘 디뎌요. 까딱까딱 번갈아 발을 바꾸며, 바닥을 딛고 있는 발에 더 집중해보세요. 포슬포슬한 흙을 꾹꾹 눌러 다지는 상상을 하며 지구와 내 몸이 연결되어 있다는 것을 알아차립니다.

바닥과의 연결을 알아차려 안정감을 찾는 것을 '그라운딩(Grounding)'이라고 해요. 저는 불안하거나 생각이 복잡할 때 어떻게든 바닥을 느끼려고 해요. 의자에 앉아서, 산책하면서, 누워서 바닥에 닿은 몸 감각에 집중하다 보면 마음도 점점 단단한 바닥을 닮아가더라고요.

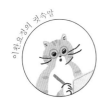

이완요정의 귓속말

2.에서 를르베를 했을 때 다리가 바깥으로 벌어져 'O'자가 된다면 엄지발가락에 힘을 줘보세요. 반대로, 다리가 안쪽으로 모여 'X'자가 된다면 새끼발가락까지 다섯 발가락 골고루 힘을 주도록 해요.

아침부터 활활 불태웠는데 아직도 할 일이 남아 있어요.
퇴근 시간은 점점 디가오고, 집중력은 떨어지고…
자꾸 실수하게 되는 오후지만, 괜찮아요!
정신을 가다듬는 호흡으로 마음을 챙겨봅시다.

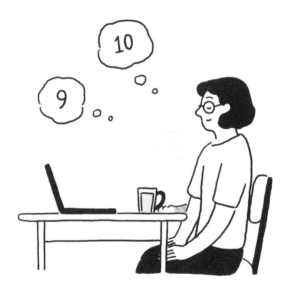

어디를요
전신

얼마나요
1분

어떻게요
호흡

1. 눈은 가볍게 감습니다. 먼 산을 바라보거나, 책상 위 물건 하나에 초점을 두어도 좋아요. 숫자를 거꾸로 세며 호흡에 집중할 거예요. 호흡은 편한 방법으로 해주면 됩니다. 코로 들이마셔도 되고, 답답하면 입을 살짝 벌려도 돼요. 어떻게 숨 쉬는지보다는 호흡과 숫자 세기를 함께 하며 마음을 가다듬는 것이 더 중요해요.

2. 숨을 편안하게 들이마시고 내쉰 뒤 '열~' 하고 마음속으로 셉니다. 다시 숨을 들이마시고 내쉰 뒤 '아홉~', 한 번 더 숨을 들이마시고 내쉰 뒤 '여덟~', 이렇게 '하나~'까지 센 뒤 호흡을 마칠 거예요. 중간에 숫자를 헷갈렸다면 다시 처음으로 돌아가세요.

3. 너무 쉽게 끝났다면 스물, 서른, 쉰, 백… 숫자를 늘려서 도전해보세요.

나는 그저 숫자를 세었을 뿐인데, 복잡하던 머릿속이 차분하게 정리되는 것을 느끼셨나요? 때로는 아주 사소한 것에서 우리는 큰 도움을 받는답니다. 자, 이제 시원한 물도 한 잔 마시고 다시 일에 달려들어봅시다!

화장실에 가는 짧은 시간에도 휴대폰을 붙잡고 있진 않나요?

잠시라도 눈을 쉬게 해요, 우리.

그리고 무거운 머리를 받치느라 긴장된 상체도 함께 쉬게 해주어요.

움츠러든 근육은 이완시키고,

과하게 이완된 근육은 긴장시켜주는 자세를 알려드릴게요.

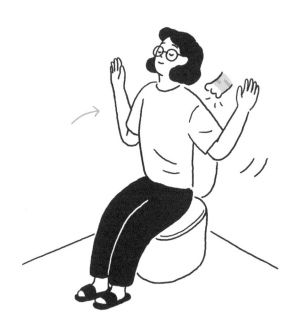

어디를요	얼마나요	어떻게요
상체	1분	자세

1. 가슴을 활짝 펴고, 팔꿈치를 구부려 상체를 'W' 모양으로 만듭니다. 손목이 꺾이지 않도록 손에 힘을 빼주세요. 팔꿈치부터 손목, 손등이 나란하게 일자가 되도록요.

2. 등은 누가 뒤에서 꼬집듯 살짝 뒤로 접어 긴장시켜볼까요. 일하는 동안 느슨하게 늘어나 있던 날개뼈 사이 근육을 꽉 조여주는 거예요. 시선은 천장을 편안하게 바라보거나 눈을 감아도 좋습니다.

평소에 내가 일하는 자세와 반대로 몸을 만든다고 생각하면 쉬워요. 구부린 상체는 펴고, 늘어난 등은 조이고, 숙인 목은 위로 들어 몸의 균형을 찾아보자고요.

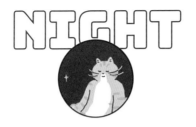

NIGHT

퇴근 후, 나를 쉬게 하는 이완 연습

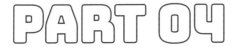

PART 04

퇴근 후 이완은 이런 것이에요

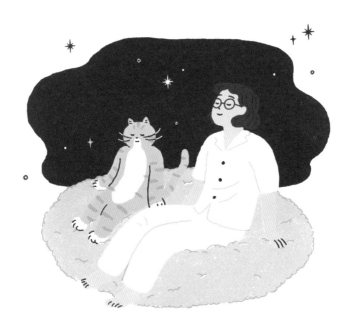

"몸도 마음도 보들보들"

퇴근 후부터 잠들기 전까지는 나를 마음껏 안아주는 시간!

몸을 꼼꼼히 살피고, 종일 쌓였던 스트레스는 시원하게 털어버립시다.
바닥과의 연결감을 느끼며 몸을 안정시키고,
아직도 퇴근하지 못한 마음까지 지금 여기로 데려올 거예요.

앞만 보고 달리느라 잊고 살았던 발바닥과 몸의 뒷면도 챙겨주고,
다리는 물론 엉덩이까지 시원하게 펴봅니다.
지끈거리는 머리와 뒷목은 부드럽게 풀고,
누워서도 긴장해 있기 쉬운 어깨는 힘을 툭 빼줄 거예요.

다정한 야옹 씨와 함께 호흡과 몸 명상에 집중하다 보면
어느새 스르르 잠들어 있을 밤의 이완, 시작해볼까요?

퇴근 후 1. | 나를 다정하게 안아주는 샤워

후아~ 오늘 하루도 살아내느라 정말 애쓰셨어요!
집에 들어서는 순간, 이제부터는 나에게 친절할 시간.
일하는 동안의 엄격했던 마음에서 여유롭고 너그러운 마음으로
딸깍! 스위치를 바꾸는 샤워를 해봐요.

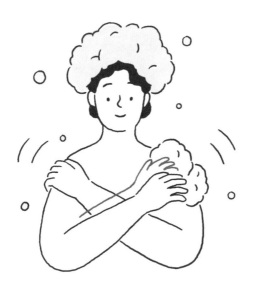

어디를요	얼마나요	어떻게요
전신	5분	상상

1. 옷을 벗고 거울 앞에 서서 몸을 바라봅니다. 숨을 깊게 들이마시고 내쉴 때 갈비뼈가 어떻게 움직이는지, 배는 어떻게 움직이는지 관찰합니다. 살이 쪘는지 빠졌는지를 평가하려는 건 아니에요. 하지만, 갑자기 이유 없이 체중에 큰 변화가 있다면 의사와 꼭 상담해보세요.

2. 딴생각에 빠져 기계적으로 비누칠하지 말고, 손이 닿는 곳을 유심히 바라봅니다. 유난히 피부가 건조한 부위가 있는지, 발톱은 얼마나 자랐는지, 움직이기 불편한 부분은 없는지, 몸에만 집중하는 시간을 가져요.

3. 내 몸을 오랫동안 아끼고 가꿔온 꽃나무라고 상상해봅니다. 뿌리 하나, 잎사귀 하나, 꽃잎 하나에도 애정을 쏟듯 온몸 구석구석에 관심을 기울여 비누칠해주세요.

퇴근 후는 나에게 연민과 다정함을 보내는 시간.
실수는 한 번만 곱씹고, 좋았던 일은 많이 떠올리며 미소를 유지해요.

얼굴 부기를 빼고 안색을 맑게 하는 마사지입니다.
샤워나 세안 후 깨끗한 손으로 하는 것을 잊지 마세요.
시간이 충분하다면 아침에도 해보는 것을 추천할게요.

①

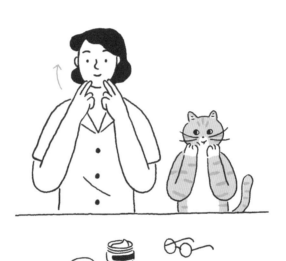

④

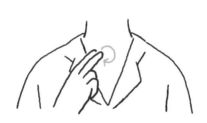

어디를요	얼마나요	어떻게요
얼굴, 목	3분	마사지

1. 기초 화장품을 바른 후 부드러운 크림이나 마사지 오일을 손가락 끝에 넉넉히 바릅니다. 턱 중앙에서부터 관자놀이까지 턱선을 따라 올라가며 얼굴 윤곽을 꾹꾹 눌러 마사지해요. (3회)

2. 양손으로 입꼬리에서부터 관자놀이까지 부드럽게 끌어올리며 마사지합니다. 이어서 콧방울 옆에서부터 관자놀이까지 부드럽게 끌어올리며 마사지해주세요. (3회씩)

3. 이마 가운데부터 관자놀이까지, 눈꼬리에서 관자놀이까지, 눈 밑에서 관자놀이까지, 얼굴 어디에서 시작하든 관자놀이로 돌아오며 천천히 부드럽게 마사지해주세요. (3회)

4. 관자놀이 부분을 손으로 동글동글 원을 그리며 풀어준 후, 그대로 귀 뒤쪽 헤어라인을 지나 목 옆선을 따라 쇄골 가운데까지 끌고 내려옵니다. 이제 한쪽 손으로 쇄골 가운데 움푹 파인 부분을 동글동글 부드럽게 풀어준 후 쇄골 바깥쪽으로 밀어내며 마사지합니다. (3회씩)

마사지할 때 살이 푹 파일 정도로 세게 누르진 마세요. 반려동물이나 아기를 쓰다듬는 것처럼 가볍고 부드럽게 문지릅니다. 조심조심 얼굴을 마사지하면서 나를 존중하는 마음도 가져보세요. 내가 나를 소중하게 여겨야 다른 사람도 나를 귀하게 대하더라고요.

스트레스로 머리가 무거운 밤인가요?
오늘의 스트레스는 오늘 다 털어버리도록 해요.
묵직한 머리와, 그런 머리를 지탱하느라 애쓴 목과 어깨에
힘을 풀어주는 자세입니다.

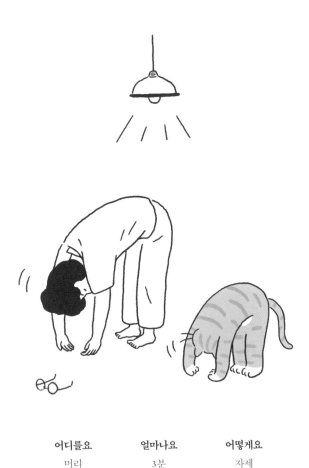

어디를요   **얼마나요**   **어떻게요**
머리   3분   자세

1. 다리는 골반 너비로 벌립니다. 허리를 폴더폰처럼 구부려 머리와 팔을 바닥 쪽으로 떨어뜨립니다. 허리가 아프거나 자세가 불편하다면 무릎을 살짝 구부리고 다리를 더 넓게 벌려도 좋아요. 하루 종일 가장 높은 곳에 있던 머리를 낮춰주는 것에 의미가 있어요.

2. 배에만 긴장감을 주고 머리와 어깨, 목에는 최대한 힘을 빼요. 머리를 좌우로 도리도리, 앞뒤로 끄덕끄덕 가볍게 흔들어줍니다. 팔도 힘을 완전히 빼고 자연스럽게 흔들리도록 내버려두어요.

머리를 툴툴 털어도, 물구나무서기를 해봐도 머리에서 떼어낼 수 없는 스트레스라면 그 '의미'에 대해 생각해봐도 좋아요. 나 혼자 감당할 수 있는 일일까, 도움이 절실한 일일까? 시간이 가길 기다릴 수밖에 없는 상황일까, 열심히 해결책을 모색하는 것이 필요한 상황일까? 이 상황을 잘 이겨낸다면 나는 어떻게 달라지게 될까?

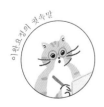

이완요정의 귓속말

머리가 여전히 무겁다면, 그리고 팔과 코어 힘이 좋은 분이라면, 벽 앞에서 물구나무서기 연습을 해보는 것도 추천합니다. 묵직했던 머리가 한결 가벼워져요. 전신운동은 덤!

둔해지기 쉬운 발 감각을 깨워 바닥을 더 잘 느끼게 해주는 동작입니다.
무용수들이 발힘을 키우기 위해 하는 연습이기도 해요.
평소 발목이 잘 접질리거나 자주 넘어지는 분,
마음이 붕 떠서 불안한 분들께도 도움이 될 거예요. 맨발로 따라 해보세요.

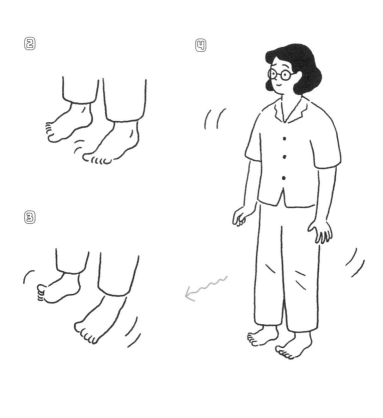

어디를요	얼마나요	어떻게요
발	3분	자세

1. 골반 너비로 다리를 벌리고 섭니다. 발가락을 꼼지락꼼지락 피아노 치듯 움직여요. 신발 속에서 하나가 된 것처럼 붙어 있던 발가락 사이사이도 쫙 펼쳐줍니다.

2. 발 안쪽 면에 중심을 실어서 두 다리를 모아보세요.

3. 발 바깥 면에 중심을 실어서 두 다리를 벌려보세요.

4. 발가락을 구부렸다 폈다 하면서 힘껏 방바닥을 당겨 애벌레처럼 앞으로 이동해봅니다. 물론 꼼짝 안 할 수도 있어요! 하지만, 발가락 힘으로 조금이라도 앞으로 나아가려고 애쓰다 보면 안 쓰던 발 근육도 살아나고 발 구석구석 힘이 길러질 거예요.

별것 아닌 것 같지만 막상 해보면 발가락 힘만으로 움직이는 게 생각보다 쉽지 않아요. 열심히 꿈틀거리지만 조금씩 겨우 앞으로 움직이는 내 모습에 웃음이 나기도 하고요. 그렇게 웃으면서 매일 조금씩 더 멀리 이동해보자고요.

가만히 앉아 있거나 서 있기만 해도 중력 때문에 척추가 눌린다고 해요.
좁아진 척추 사이를 늘여서 건강한 목과 허리를 만드는 스트레칭입니다.
싱크대나 식탁, 책상, 창틀을 잡고 따라 해보세요.

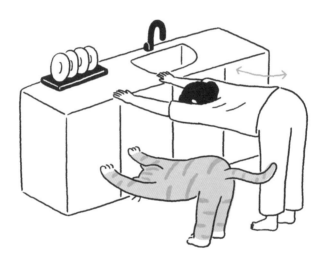

어디를요	얼마나요	어떻게요
전신	1분	스트레칭

1. 다리는 골반 너비, 팔은 어깨너비로 벌립니다. 손은 싱크대 위에 가볍게 얹고 뒤로 성큼 물러나 상체가 바닥과 평행하게, 전신이 'ㄱ' 모양이 되도록 허리를 굽힙니다.

2. 어깨에 힘을 빼고 정수리는 싱크대 쪽으로, 엉덩이는 오리 엉덩이처럼 뒤로 쭉 뻗습니다.

3. 허벅지 뒤가 너무 당긴다면 무릎을 살짝 구부려도 괜찮아요. 만약 'ㄱ' 자세를 유지하는 것이 어렵지 않다면 다리를 한쪽씩 구부렸다 폈다 해보세요. 한쪽 다리를 구부리면 반대편 다리 뒤쪽이 더 시원해지거든요.

어때요, 등과 허리, 허벅지 뒤까지 몸의 뒷면이 시원해졌나요? 거울로도 잘 보기 힘든 내 뒷모습을 하루의 끝에서 챙겨보아요. 나는 오늘 어떤 뒷모습으로 살았을까요?

오랜 시간 앉아서 일하고 오면

코끼리처럼 다리가 두껍고 무거워지는 느낌이죠.

어디에서든 쉽게 따라 할 수 있는 발레 기초 자세로

다리 부기도 빼고 발목도 튼튼하게 만들어주는 건 어떨까요.

책장이나 창틀을 잡고 발등을 시원하게 뻗어보세요.

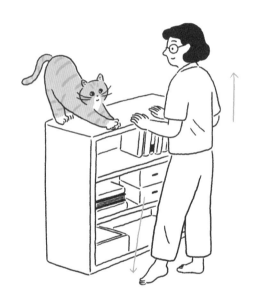

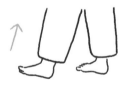

어디를요	얼마나요	어떻게요
하체	1분	자세, 상상

1. 발레 바(barre)를 잡듯 두 팔을 나란히 책장 위에 가볍게 올려보세요. 싱크대나 선반, 창틀도 좋아요. 어깨가 으쓱 올라가지 않는 정도의 높이면 됩니다. 오른쪽 다리에 중심을 싣고, 왼쪽 다리는 옆으로 뻗어 발끝만 살짝 찍듯 바닥에 댑니다. 두 다리 모두 컴퍼스처럼 곧게 펴주세요. 그 상태에서 왼쪽 발등을 쭉 밀어내요. 발레에선 '포인(Pointe)'이라고 부르는 동작이에요.

2. 중심이 비틀비틀 흔들린다면, 엄지발가락과 허벅지 안쪽에 힘을 주세요. 왼쪽 다리를 골반에서 뽑아내듯 허벅지, 정강이, 발등, 발끝을 1mm라도 더 몸에서 멀리 밀어냅니다.

3. 이번에는 그 상태에서 왼쪽 발뒤꿈치를 몸에서 멀리 밀어내고 발끝은 몸 쪽으로 당겨주세요. 발레에선 '플렉스(Flex)'라고 부르는 동작인데요. 가능하다면 발뒤꿈치를 바닥에서 띄워 조금이라도 더 밀어내려고 해보세요. 종아리가 시원해질 거예요.

4. 발을 바꾸어 반대쪽도 똑같이 포인과 플렉스를 해줍니다.

중심을 잡으려고 너무 세게 힘주고 버티다 보면 무릎만 다쳐요. 배와 골반은 단단하게, 나머지는 가벼워지는 느낌이어야 몸도 안 상하면서 중심은 더 잘 잡힌답니다. 참 신기하죠? 마음도 그래요. 힘줘야 할 땐 강하게, 힘 빼야 할 땐 가볍게 마음먹어야 중심을 잘 잡을 수 있어요. 버티기만 하면 결국 다치고, 가벼워지기만 하면 휘청거려 넘어지죠.

발은 제 2의 심장이라고 하죠.
발로 내려온 혈액이 머리까지 힘차게 잘 올라가서 혈액 순환이 잘 되려면
말랑말랑하게 발이 이완되어 있어야 해요.
서서 그리고 앉아서 하는 발 마사지를 같이 해봐요.
발만 잘 풀어줘도 온몸이 시원해지는 걸 느낄 수 있답니다.

①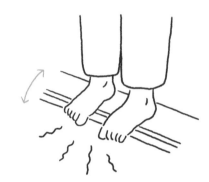

②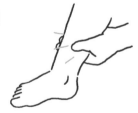

어디를요
발

얼마나요
3분

어떻게요
마사지

1. 딱딱한 문지방 위에 서서 발바닥으로 자근자근 밟아주세요. 문지방 모서리를 앞뒤로 왔다 갔다 하며 발가락부터 발뒤꿈치까지 골고루 마사지합니다.

2. 전체적으로 풀었다면 손으로 더 섬세하게 마사지할 차례예요. 편안하게 앉아서 발가락 하나하나, 발가락과 발바닥이 연결되는 부위, 발바닥 안쪽과 바깥쪽, 발뒤꿈치, 그리고 종아리 알이 볼록하게 시작되는 부분까지 엄지손가락으로 꾹꾹 눌러 마사지합니다.

손도 잘 닿지 않아서 소홀하기 쉬운 발. 발을 마사지하다 보면 내 몸에 좋을 일을 해주는 기분이 들어요. 매일 묵묵히 제 할 일을 해내고 있는 발도 잊지 말고 챙겨주세요.

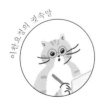

이완요정의 잣속말

내 발을 더 챙겨주고 싶다면!
1. 테니스공이나 마사지 볼이 있다면 꾹꾹 밟아주기만 해도 마사지 효과가 커요.
2. 평소 손발이 차다면 집에서도 양말이나 수면 양말을 신어서 따뜻하게 보호해주세요. 몸이 차면 근육이 쉽게 뻣뻣해지거든요.

오래 앉아서 일했던 날이라면 이 동작만은 꼭 해주길 바라요.
다리 라인을 다듬어줄 뿐만 아니라 허리 통증도 누그러뜨리는
고마운 하체 스트레칭입니다.

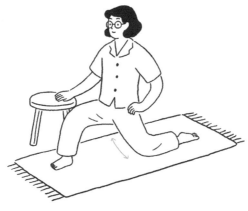

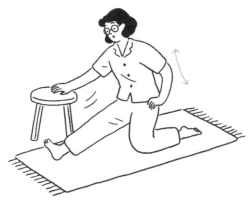

어디를요	얼마나요	어떻게요
허벅지, 종아리	3분	스트레칭

1. 무릎을 꿇고 앉았다가 엉덩이를 바닥에서 들어올린 후 오른쪽 다리만 앞으로 뻗습니다. 이때 오른쪽 다리가 직각이 되도록 구부려주세요.

2. 오른쪽 발가락을 꼼지락꼼지락 움직여 한 걸음 앞으로 보냅니다. 골반을 앞으로 밀어 왼쪽 허벅지 앞면이 시원하게 늘어나는 것을 느껴요.

3. 이번에는 골반과 엉덩이를 뒤로 쑥 옮겨 오른 다리를 시원하게 폅니다. 몸이 흔들리지 않게 손으로 바닥을 짚어주세요. 그래도 중심이 안 잡힌다면 의자나 벽을 몸 옆에 두고 짚어도 좋습니다. 등이 새우처럼 둥글게 말리지 않도록 주의하고 가능하다면 오리 엉덩이를 만들려고 해보세요. 허리 아랫부분이 더 시원하게 늘어날 거예요.

4. 다리를 바꾸어 똑같이 해줍니다.

저는 이 스트레칭을 하고 잤을 때와 안 하고 잤을 때, 다음 날 느낌이 너무 달라서 꼭 하고 자요. 흐물흐물한 허벅지 안쪽 근육은 쫀쫀하게 달라붙고, 불룩한 허벅지와 종아리는 가늘고 길어져요. 뻐근한 허리 근육은 시원하게 풀리고요. 다음 날 '아, 어제 내가 귀찮아도 내 몸을 챙겨주고 잤구나' 하는 느낌으로 기분 좋게 하루를 시작할 수 있답니다.

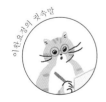

이완요정의 귓속말

바닥에 닿은 무릎이 아플 수 있으니 담요나 수건을 깔아주면 좋아요.

오래 앉아 있는 동안 딱딱한 의자와 맞닿아 뻣뻣해진 엉덩이도
스트레칭으로 풀어줄 수 있어요. 이불 위에 누워서 할 수 있는 스트레칭이니
괜히 더 만만하게 느껴지는 동작입니다.
엉덩이 근육이 뻐근했다가 점점 풀리는 시원한 느낌에 집중해보세요.

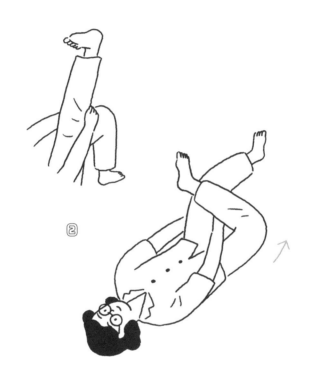

어디를요	얼마나요	어떻게요
다리, 엉덩이	3분	스트레칭

1. 편안하게 누워서 오른쪽 다리는 천장으로 올리고, 왼쪽 다리는 구부려 발바닥을 바닥에 붙입니다. 양손으로 깍지를 껴서 오른쪽 허벅지 뒤로 감싸줍니다. 몸 쪽으로 힘주어 당길 필요는 없어요. 허벅지는 손을 밀어내고 손은 허벅지를 당기는 팽팽한 힘으로 다리를 곧게 스트레칭해주세요.

2. 오른쪽 다리를 구부려 복숭아뼈를 왼쪽 무릎 위에 댑니다. 양손은 왼쪽 허벅지 뒤 혹은 정강이를 잡고 자세가 유지될 정도로만 힘주어 당깁니다. 엉덩이는 바닥에 붙인 채 천천히 오리 엉덩이를 만들며 허리 아래를 시원하게 늘여요. 이때 화살표처럼 오른쪽 무릎이 가슴 쪽으로 가까이 붙지 않도록 몸에서 멀리 밀어냅니다.

3. 반대쪽도 같은 방법으로 해주세요. 이번에는 왼쪽 무릎을 몸에서 멀리 밀어냅니다.

엉덩이까지 이렇게 뻣뻣할 일이야? 싶더라도 내 몸을 혼내거나 비난하진 말아요. 열심히 일한 죄밖에 없잖아요~.

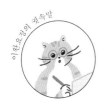

이완요정의 귓속말

같은 동작인데 왼쪽과 오른쪽에 차이가 있을 수 있어요. 2.와 3.에서 가슴으로부터 무릎을 밀어낼 때, 상대적으로 뻣뻣해서 안 밀리는 쪽이 더 긴장된 쪽이랍니다. 더 많이 반복해서 이완시키면서 좌우 균형을 맞춰주세요.

너무 피곤해서 아무것도 할 힘이 없을 때, 이것만은 하고 자도록 해요.

가만히 누워 있기만 해도 다리가 가벼워지는 자세거든요.

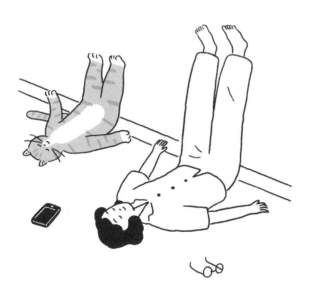

어디를요   **얼마나요**   **어떻게요**

다리   3분   자세

1. 상체와 하체가 'ㄴ' 모양이 되도록 두 다리를 벽에 올리고 눕습니다. 이렇게 누워 있기만 해도 다리가 한결 가벼워지고 부기도 빠져요.

2. 짧은 시간만이라도 휴대폰은 손에서 놓고 눈, 어깨, 팔까지 쉬게 해 주세요. 팔은 양옆으로 편안하게 놓거나 만세~ 자세를 합니다.

3. 노래 한 곡 정도의 시간 동안 자세를 유지한 후 천천히 다리를 내립니다.

오늘 내내 몸을 지탱하며 묵묵히 제 할 일 하느라 다리가 이렇게나 무거웠네요. 마음은 어떤가요? 오늘 하루 마음 묵직한 일이 있었다면 무거운 다리를 높이 올려준 것처럼 잠시만 떠올려 집중해주고 훌훌 털어버리기로 해요.

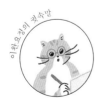

이완요정의 귓속말

스트레칭하는 동안 마음이 편안해지는 음악을 듣고 싶다면, 음악 어플이나 유튜브에서 기타 연주, 피아노 연주, 자연의 소리, 명상 음악, 파도소리, 백색 소음, ASMR 등의 키워드로 검색해보세요.

진지하게, 심각하게, 어른스럽게 힘주어 살다가 문득 지칠 때,
갓난아기처럼 퇴행해보는 자세입니다.
'아, 모르겠다' 하는 마음으로 마음껏 퇴행해보아요.

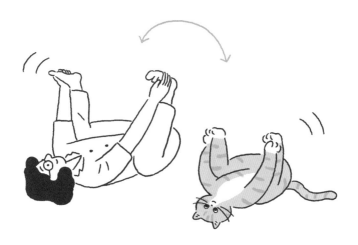

어디를요	얼마나요	어떻게요
하체	2분	자세, 상상

1. 편안하게 누워서 천장을 향해 두 다리를 'V'자로 벌립니다.

2. 어깨는 바닥에 붙인 채 무릎을 구부려 손으로 발바닥을 잡아요. 어깨에 자꾸 힘이 들어간다면 발바닥 말고 허벅지 뒤를 잡아도 괜찮습니다. 손에 힘을 주어 발을 당겼다 밀었다 하면서 천진난만한 아기가 되었다고 상상해보세요.

3. 왼쪽, 오른쪽으로 중심을 번갈아 옮기면서 오뚝이처럼 몸을 왔다 갔다 합니다. 움직일수록 다리 안쪽 근육과 골반, 엉덩이 근육이 부드럽게 풀리는 것을 느껴보아요.

자세는 우스꽝스럽고 멋지지 않아도, 뭐 어때요?
아이처럼 떼쓰고 싶은 하루였는데 몸으로 그 마음을 달래주자고요.

머리가 지끈거릴 때 누워서 간단하게 할 수 있는 마사지입니다.
머리 무게로 손을 꾹 눌러서 마사지해요.

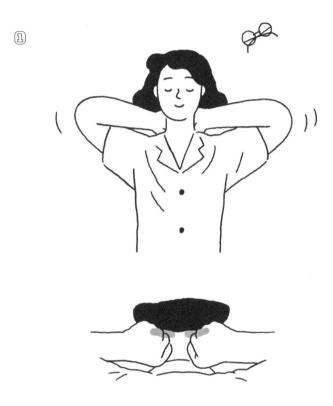

어디를요	얼마나요	어떻게요
머리	1분	마사지

1. 팔베개하듯 손을 목 뒤에 대고 눕습니다. 주먹을 쥐었을 때 튀어나오는 손가락 관절 부분을 목과 머리를 연결하는 근육인 후두하근에 받쳐주세요. 동그란 머리에서 내려오다가 푹 꺼진 부분을 찾으면 돼요.

2. 손은 가만히 두고 머리 무게로 손가락 관절을 지그시 눌러주세요. 머리를 좌우로 천천히 왔다 갔다, 턱을 들었다 내렸다 하면서 골고루 마사지합니다.

3. 검지와 중지 관절로 관자놀이 주변을 동글동글 문지르며 마사지합니다. 관자놀이에서 정수리로 옮겨가며 머리를 골고루 눌러요.

지그시 천천히 꾸욱꾸욱 누르는 느낌이어야 해요. 빨리빨리 비비는 느낌으로는 딱딱하게 굳은 부분이 잘 풀리지 않아요. 자기 전엔 마음의 속도도 그렇게 늦춰주세요. 어차피 지금은 밤이잖아요. 나는 지금 자려고 누웠고요. 달리는 건 내일 다시 시작해도 늦지 않아요.

스트레칭도 하고 마사지도 하고 긴장이 다 풀린 것 같은데도
어깨가 습관처럼 긴장되어 있을 수 있어요.
마지막 남은 한 방울의 긴장까지 풀어주고 잠들도록 해요.

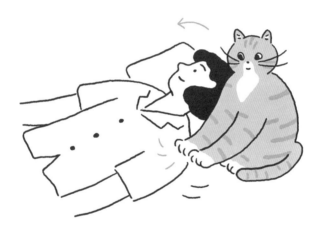

어디를요	얼마나요	어떻게요
어깨	1분	자세, 상상

1. 편안하게 누운 상태에서 숨을 "하아―" 소리 내어 뱉으며 긴장을 풀어줍니다.

2. 고개를 천천히 오른쪽으로 돌려 왼쪽 목과 어깨에 남아 있는 힘을 툭 빼보세요. 왼쪽 어깨와 날개뼈로 바닥에 도장을 꾹 찍는다고 상상해봅니다.

3. 고개를 천천히 왼쪽으로 돌려 오른쪽 목과 어깨에 남아 있는 힘도 툭 빼주세요. 이번에는 오른쪽 어깨와 날개뼈로 바닥에 도장을 꾹 찍는다고 상상하면서요.

4. 뻐근하고 묵직한 쪽을 몇 번 더 반복합니다.

한 번 더 어깨 힘을 빼는 이 느낌을 잘 기억해주세요. 일할 때, 서 있을 때, 걸어갈 때, 가방을 메고 있을 때, 무거운 걸 들 때에도 어깨 긴장을 습관처럼 풀어보세요. 주문을 외우듯 "툭" 하고 소리를 내도 좋고요.

침대에 누웠지만 머릿속이 복잡해서 잠이 안 올 때,

감정이 북받쳐서 진정이 안 될 때,

몸의 긴장을 낮추고 마음의 힘을 덜어주는 호흡입니다.

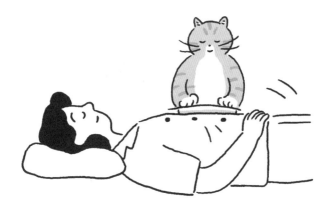

어디를요	얼마나요	어떻게요
전신	3분	호흡, 상상

1. 배 위에 손바닥을 올려놓습니다. 천천히 숨을 들이마시고 내쉬면서 호흡을 세세하게 관찰하려고 해보세요. 호흡의 움직임은 어떤 모양인가요? 높고 거친 파도인가요, 낮고 잔잔한 파도인가요? 이 파도 위에 배가 있다면 배는 어떤 모양으로 출렁거릴까요? 아코디언처럼 몸통이 옆으로 늘어났다 줄어들기도 하나요? 풍선 바람이 빠진 것처럼 숨을 완전히 뱉어내려면 몇 초가 걸리나요? 숨소리는 어떤가요? 동굴 속에 있는 것처럼 깊은 숨소리인가요, 입에서만 나는 얕은 소리인가요?

2. 손바닥이 오르락내리락하는 움직임에만 집중합니다.

3. 숨을 뱉을 때마다 "하 - 헤 - 히 - 호 - 후 -" 크게 소리도 내면서 숨소리에 집중해보세요. 딴생각이 나더라도 나를 탓하지 말고, 가만히 다시 호흡으로 돌아오기를 반복합니다.

숨을 내쉴 때마다 오늘 하루 느꼈던 싫은 감정, 듣기 싫었던 말, 미웠던 내 모습도 같이 내뿜어진다고 상상해보아요.

온몸에 주의를 기울이면서 긴장을 낮추는 몸 명상입니다.
몸을 마음으로 스캔하듯 훑는다고 해서
'바디 스캔(Body Scan)'이라고도 불러요.
따뜻하고 밝은 빛이 몸을 쓰다듬는다고 상상하며
몸 구석구석 관심을 기울여보세요.

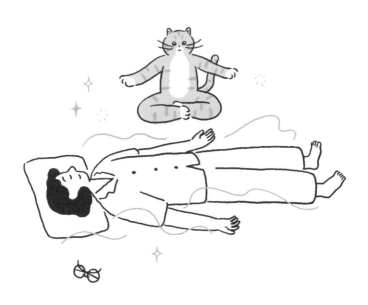

어디를요   **얼마나요**   **어떻게요**
전신   3분   상상

1. 편안하게 팔다리를 벌리고 눕습니다. 머리와 목을 자연스럽게 움직이며 감각에 집중합니다. 머리가 무거운가요? 목이 뻣뻣한가요? 머리를 왼쪽, 오른쪽으로 움직이기에 무리는 없나요?

2. 몸 아래에서 위로 신체 부위 하나하나에 집중해주세요. 발에 집중할 때에는 발만 생각해요. 발에만 노란 핀 조명이 떨어진다면 어떨까요. 그다음엔 다리에만, 또 그다음엔 골반, 배, 가슴, 등, 손, 팔, 어깨, 목, 얼굴, 정수리까지… 천천히 아래에서 위로 따뜻하고 밝은 빛을 비추는 상상을 해보세요. 그렇게 몸 하나하나에 골고루 관심을 기울여줍니다. 손가락, 발가락도 꼼지락 움직여보고, 어깨도 으쓱 귀 쪽으로 올렸다 내립니다. 이불 위에 그림을 그리듯 등을 꿈틀꿈틀 움직여도 좋아요.

3. 자꾸 딴생각이 나더라도 집중하지 못하는 나를 비난하지 말고 다시 몸과 움직임으로 돌아오세요. 몸 감각에 집중하려고 애쓰는 과정을 반복할 때 뇌가 제대로 휴식할 수 있답니다.

몸에 주의를 기울이는 게 모호하기도 하고 지루하기도 하지만, 하다 보니 제법 내 몸과 친해진 기분이죠? 좋아요. 그거면 충분합니다.

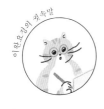

이완요정의 귓속말

혼자서 바디 스캔을 하기 힘들다면 〈마보〉, 〈코끼리〉, 〈Calm〉 등 인기 있는 명상 어플을 활용해보세요. 유튜브 채널 〈마인드플로우〉에서 '잠 잘 오는 몸 명상' 편을 찾아보셔도 좋아요.

EPILOGUE

저와 함께 이완해본 하루. 어떠셨어요?

이 하루만으로도 충분하지만
이 하루만으로는 또 아쉬워요.

'이건 나를 위한 거다' 하는 게 있었나요? 가장 기억에 남는 이완법 하나를 붙잡고 그것만이라도 매일 꾸준하게 반복해보세요. 같은 동작인데도 그날 어떻게 생활했느냐에 따라 매일 다른 느낌일 거예요. 그렇게점점 이완하는 것에 익숙해져서 '아, 이것도 나를 위한 거였네!' 하는 순간들이 많아지면 좋겠어요.

'이건 도통 모르겠는데' 하는 것도 있었을까요? 그 물음표에서 그치지말고 호기심을 더욱 키워가셨으면 해요. 검색도 해보고, 책도 읽고, 난생처음 운동을 등록해서 선생님께 물어보기도 하고요. 피트니스 강사나 요가 지도자를 위한 다양한 워크숍에 참여해보는 경지에 이르는 것도 매우 추천합니다. (아자!)

회사에서의 이완을 읽다가 '이건 집에서 해도 좋겠어!' 생각했다거나,퇴근 후 이완 중에서 '이건 회사에서도 해보면 좋겠어!'라고 혹시 생각하셨나요? 와, 그런 응용력 너무 좋습니다! 맞아요. 퇴근해서 싱크대를잡고 했던 스트레칭은 회사에서 책상을 붙잡고 해볼 수도 있고요, 회사에서 엘리베이터 기다리며 했던 스트레칭을 집에서 TV 보며 해볼 수도있지요. 이쯤 되면 눈치채셨죠?

"이럴 땐 꼭 이 동작을 하세요"가 아니라, "언제 어디서나 이완하는 습관을 가져보세요"를 외치고 싶었다는 것을요.

말하자면 이 책은 '이완하는 직장인 시영 씨의 어떤 하루'를 소개하는 샘플북과도 같아요. 프리랜서 시영 씨라면, 외근과 출장이 잦은 시영 씨라면, 내 작은 가게를 홀로 꾸려가는 시영 씨라면, 종일 가족을 돌보는 주부 시영 씨라면! 또 다른 이완 연습이 탄생할 거예요.

어떤 하루든 기본은 같아요. PART 01에서 말씀드린 것처럼 이완은 습관이라는 것만 기억해주세요. 나만의 이완법을 끊임없이 고민하고 재미있게 실험해보는 하루이기를, 나와 마주하는 시간이 더 이상 어색하고 낯설지 않기를 응원합니다. 다시는 내 몸을 방치하고 내 마음을 외면하지 말기로 해요.

교환 일기장을 넘겨드리는 마음으로 이제 이 책을 마무리합니다. 저의 몸, 마음, 이완 이야기는 여기까지예요. 당신의 일상도 궁금해요. 편지로, 댓글로, SNS로 수많은 시영 씨들의 이완 연습을 기다릴게요.

2020년 모두에게 낯선 계절을 통과하며
흐름, 박유미 드림

덧붙이는 지극히 사적인 감사 인사

긴장 대마왕이던 시절부터 이완 전도사가 된 지금까지의 흑역사를
낱낱이 지켜본 우리 집 야옹 씨 모시와 쿠체. 집사가 더 잘할게.
나의 안정제이자 비타민, 민규. 덕분에 더없이 이완되었어. 사랑하고 사랑해.
심리상담과 무용이 합쳐진, 아직도 완전히 이해하지 못한
'어떤 일'을 하는 딸내미를 그 어떤 순간에도 믿고 지지해주신 부모님,
그 뜨거운 사랑으로 제가 살았어요.
부족한 며느리에게 늘 재밌고 예쁘게 살아줘서 고맙다고 하시는 시부모님.
그런 메시지 보내주실 때마다 저는 남편 앞에서 덩실덩실 춤을 춘답니다.
조카 소이와 로이를 통해 이완을 알려준 모글리와 듀공!
고마워. 조카는 사랑이야.
손그림, 사진, 시연으로도 표현되지 않던 느낌을 조용히 듣고 계시다가
슥슥 그려내시던 금손 조재희 작가님. 그림을 받아볼 때마다
'아, 빨리 책 나와서 자랑하고 싶다!' 조바심이 났더랬지요.
함께해주셔서 정말 다행이에요. 고맙습니다.
손에 착 잡히고 눈에 쏙 들어오는 책을 만들어주신 스튜디오 고민 실장님들.
글과 그림에 숨을 불어넣어주셔서 고맙습니다.
그리고, 어떤 말로도 감사의 인사가 부족할 자기만의 방 편집팀.
동네서점에서 처음 뵈었던 설렘 가득한 날부터 지금까지,
애정 듬뿍 다정 가득 주고받은 수많은 편지 덕분에
저도, 야옹 씨도, 책도 이렇게 세상에 인사하게 되었어요.
감사합니다! 모두 사랑해요! 와락!

힘든 하루였으니까, 이완 연습

1판 1쇄 발행일 2020년 9월 2일

지은이 박유미
그린이 조재희
발행인 김학원
발행처 (주)휴머니스트출판그룹
출판등록 제313-2007-000007호(2007년 1월 5일)
주소 (03991) 서울시 마포구 동교로23길 76(연남동)
전화 02-335-4422   **팩스** 02-334-3427
저자 · 독자 서비스 humanist@humanistbooks.com
홈페이지 www.humanistbooks.com
시리즈 홈페이지 blog.naver.com/jabang2017
디자인 스튜디오 고민   **용지** 화인페이퍼   **인쇄** 삼조인쇄   **제본** 정민문화사

자기만의 방은 (주)휴머니스트출판그룹의 지식실용 브랜드입니다.